Dr. Ph. Dorosz

TABLA DE CALORÍAS

VALOR CALÓRICO Y CONTENIDO EN PROTEÍNAS,
GRASAS E HIDRATOS DE CARBONO DE LOS 1500 ALIMENTOS
Y BEBIDAS MÁS COMUNES

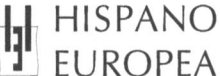

HISPANO
EUROPEA

Título de la edición original:
Table des calories

Es propiedad
© **Éditions Maloine.** 27, rue de l'Ecole de Médecine,
75006 - París (Francia)

© de la edición en castellano:
Editorial Hispano Europea, S. A.

www.hispanoeuropea.com

© de la traducción: **Fernando Ruiz Gabás**

ISBN: 978-84-255-1228-5

Decimoquinta edición

Impreso en España

Depósito Legal: B. 33.242-2012

INDICE

PREFACIO

Veamos lo que decían nuestros antepasados sobre los alimentos.

Fénelon, Telémaco XIII: «Su intemperancia... transforma en venenos mortales los alimentos destinados a conservar la vida... Los alimentos que deleitan demasiado el gusto y que hacen comer más de lo necesario, envenenan en lugar de nutrir.»

Boileau, Sátira III: «Os veo hoy con desasosiego en el alma, y en vuestro plato quedan trozos enteros...»

Entre la advertencia de Fénelon y las inquietudes de Boileau, el sentido común debe conducirnos a la medida justa.

El hombre y la mujer de nuestro tiempo se han concienciado sobre la importancia de la nutrición como elemento de equilibrio de la salud. El estado nutritivo depende evidentemente de diversos factores: por supuesto, del factor genético hereditario, pero también de los hábitos adquiridos en el curso de la infancia. Por tanto, es indispensable un mejor conocimiento de los datos elementales de la dietética. Del mismo modo que numerosas enfermedades han desaparecido como consecuencia de la distribución de agua potable, la morbidez y la mortalidad de ciertas enfermedades, especialmente cardiovasculares, dependen en parte del estado de nutrición. Así pues, es importante que cada uno de nosotros este perfectamente al corriente de la calidad de los alimentos que ingiere.

Estas nociones deben ser accesibles para todos. Esta obra del doctor Philippe Dorosz responde a esta necesidad.

El conocimiento del valor nutritivo de los alimentos corrientes debe ser considerado en lo sucesivo como un elemento esencial de la cultura general. Facilitar este mejor conocimiento es una labor de salud pública.

¿No sería más útil en la escuela calcular las calorías de una comida que el caudal de una fuente o el punto de cruce de dos trenes, subrayando el valor nutritivo de los alimentos, la nocividad de los desequilibrios alimentarios, el exceso de bebidas alcohólicas, el abuso del azúcar y de las grasas, etc.?

He aceptado con gran satisfacción redactar el prefacio de esta obra, corta en volumen, pero repleta de enseñanzas.

El lector que siga sus directrices podrá vivir mejor y más tiempo.

Profesor H. GOUNELLE DE PONTANEL
Ex Presidente de la Academia Nacional Francesa de Medicina
Ex Vicepresidente de la Unión Internacional
de Ciencias de la Nutrición

ALGUNAS DEFINICIONES

Nutriente

Es una sustancia simple, contenida en los alimentos, y utilizada por el organismo para cubrir sus necesidades. Los alimentos contienen en proporciones variables tres clases de nutrientes energéticos: los prótidos, los lípidos y los glúcidos.

Ciertos nutrientes se denominan esenciales o indispensables, porque el organismo no puede fabricarlos. Su aportación debe realizarse por completo a través de la alimentación: los aminoácidos esenciales son 8 y los ácidos grasos esenciales son 3.

Prótidos

Los prótidos, o proteínas, son nutrientes formados por aminoácidos: existen 30 en la naturaleza, de los cuales 8 son esenciales. Los prótidos son necesarios para el desarrollo y la renovación incesante del organismo, pues son los constituyentes principales de la materia viva.

El valor biológico de las proteínas de origen animal (productos lácteos, huevos, pescado, carne) es superior al de las proteínas de origen vegetal, las cuales carecen frecuentemente de diversos aminoácidos esenciales. Por tanto, para una alimentación equilibrada es necesario asociar estas dos fuentes de proteínas.

Lípidos

Los lípidos, o grasas, son nutrientes formados por glicerol y ácidos grasos, de los cuales 3 son esenciales. Los lípidos tienen gran valor calórico (9 calorías por gramo) y constituyen las reservas de energía del cuerpo que se acumulan en los tejidos grasos. Son igualmente el soporte de ciertas vitaminas, y constituyen una parte de la materia viva.

Las grasas de origen animal (mantequilla, tocino, manteca de cerdo, grasas de los lacticinios, de los quesos, de las carnes y de los embutidos) son ricas en colesterol y en ácidos grasos saturados (factores de ateroma, es decir de depósitos en la pared de las arterias), mientras que las grasas de origen vegetal (margarinas y aceites vegetales) no sólo son pobres en colesterol sino tambien ricas en ácidos grasos poliinsaturados (que tienen un papel antiateromatoso). Las grasas del pescado son tambien bastante ricas en ácidos grasos poliinsaturados (al contrario que las otras grasas de origen animal), por lo cual es aconsejable el consumo de pescado.

Glúcidos

Los glúcidos, o azúcares o hidratos de carbono, son nutrientes que sobre todo proporcionan energía, pues son enteramente quemados por el organismo. Hay que distinguir entre azucares de digestión rápida (azúcar propiamente dicho, miel, frutas, confituras, bombones, chocolate, pastelillos, confitería, zumos de frutas y bebidas azucaradas) y los azúcares de digestión lenta, que aportan sobre todo almidón (cereales y derivados, patatas, legumbres secas, castañas).

Cuando se absorben en exceso, los azucares se transforman en grasas y se acumulan en los tejidos grasos. Además de este papel que favorece el aumento de peso, conviene subrayar la influencia de los productos azucarados en las caries dentales.

Sales minerales y oligoelementos

Las sales minerales y los oligoelementos son constituyentes del organismo, de origen mineral. No existe una diferencia bien establecida entre estos dos tipos de sustancias si no es su contenido respectivo en el cuerpo.

Efectivamente, las sales minerales están presentes en el cuerpo en cantidades relativamente importantes: calcio, magnesio, fósforo, potasio y sodio.

Los oligoelementos, por el contrario, están presentes en el organismo en cantidades muy pequeñas: aluminio, bromo, cobalto, cobre, hierro, flúor, yodo, manganeso, molibdeno, selenio, silicio y cinc.

Las sales minerales y los oligoelementos son eliminados por el organismo de modo regular, y estas pérdidas deben ser compensadas por medio de un aporte alimentario adecuado.

Las sales minerales, al igual que los oligoelementos, no tienen valor calórico.

Vitaminas

Son sustancias de origen orgánico indispensables para la vida: la insuficiencia de aportes en vitaminas conduce a manifestaciones de carencia que tardan más o menos en aparecer según el estado de las reservas del organismo.

Por tanto, las vitaminas deben ser aportadas por los alimentos, y éste es el caso general en una alimentación variada y equilibrada. No tienen valor calórico.

Las calorías

Una kilocaloría (kcal), o en lenguaje corriente una caloría, es la cantidad de calor necesaria para elevar la temperatura de 1 kg de agua pura de 14,5 a 15,5 °C a la presión atmosférica.

Aunque por comodidad se continúa utilizando el termino caloría, sería mas lógico expresar el valor calórico de los alimentos en kilojulios (kj):

1 kilojulio = 0,24 calorías o kilocalorías
1 caloría o kilocaloría = 4,185 kilojulios

El valor calórico de los alimentos depende de su contenido en prótidos, en lípidos, en glúcidos y en alcohol, sabiendo que:

> 1 gramo de prótidos aporta 4 calorías
> 1 gramo de lípidos aporta 9 calorías
> 1 gramo de glúcidos aporta 4 calorías
> 1 gramo de alcohol aporta 7 calorías

El agua, las sales minerales, los oligoelementos y las vitaminas no tienen valor calorico determinado.

Las necesidades en calorías son variables según los individuos (ver tablas de las páginas siguientes), y los aportes en calorías superiores a las necesidades implican inevitablemente un aumento de peso.

El agua

Es un elemento esencial de la alimentación, y el organismo no puede pasar sin aportes hídricos durante más de 24 horas, so pena de problemas graves. El agua constituye el 60% del peso corporal de un hombre adulto. Las necesidades de agua son de 40 mililitros por kilo de peso corporal como promedio en el adulto y el niño, y tres veces más en los bebés lactantes.

La mitad de esta ración la aporta el agua contenida en los alimentos, la otra mitad las bebidas.

El alcohol

El alcohol es un «nutriente» de alto valor calorico (7 calorías por gramo o 5,6 calorías por grado y por 100 mililitros), que no permite, sin embargo, cubrir las necesidades del trabajo muscular ni luchar contra el frío, contrariamente a una idea muy extendida.

Su consumo excesivo implica problemas graves (afecciones hepáticas, perturbaciones del comportamiento, alteraciones psíquicas), y favorece el aumento de peso, ya que, además de su elevado aporte calórico, el alcohol incrementa el apetito.

El consumo de alcohol no debe exceder nunca el 10% de la ración calórica, o sea media botella de vino al día como máximo para un adulto.

TABLA 1

GASTOS ENERGÉTICOS DEL TRABAJO MUSCULAR

(En calorías por hora además de los gastos de base)

Actividad	Gastos energéticos
Albañiles, carpinteros	150 a 350 calorías
Baile	150 a 300 calorías
Carrera a pie	500 a 1.500 calorías
Ciclismo	300 a 1.000 calorías
Esquí alpino	150 a 600 calorías
Esquí de fondo	300 a 600 calorías
Fútbol, rugby	300 a 1.000 calorías
Golf	50 a 100 calorías
Mecanografía	20 a 40 calorías
Marcha lenta	50 a 100 calorías
Marcha rápida	100 a 400 calorías
Mineros, leñadores	400 a 600 calorías
Natación	150 a 600 calorías
Piano, violín, billar	50 calorías
Tenis	150 a 300 calorías
Tenis de mesa	50 a 100 calorías
Trabajo de oficina	0 a 40 calorías
Trabajo intelectual	0 calorías
Trabajos caseros	25 a 100 calorías

TABLA 2

Aportes energéticos cotidianos aconsejados para los adultos

HOMBRES			
	Sedentario	Actividad media	Trabajo intenso
Calorías	2.100	2.500	3.000-3.500
Prótidos (gramos)	50 a 76	65 a 97	72 a 126
Lípidos	20 al 25% de las calorías		
Glúcidos	55 al 65% de las calorías		

MUJERES			
	Sedentaria	Actividad media	Trabajo intenso
Calorías	1.800	2.000	2.200
Prótidos (gramos)	43 a 65	48 a 72	53 a 79
Lípidos	20 al 25% de las calorías		
Glúcidos	55 al 65% de las calorías		

MUJERES: AUMENTO DE LAS NECESIDADES DURANTE EL EMBARAZO Y LA LACTANCIA		
	Embarazo	Lactancia
Calorías	+150 a 350 calorías	+500 calorías
Prótidos	+10 a 20 gramos	+20 gramos

TABLA 3

Aportes energéticos cotidianos aconsejados para los niños y los adolescentes

NIÑOS de 1 a 9 años			
	1 a 3 años	4 a 6 años	6 a 9 años
Calorías	1.360	1.830	2.190
Prótidos (gramos)	22 a 40	50 a 60	59 a 73
Lípidos	20 al 25% de las calorías		
Glúcidos	55 al 65% de las calorías		

NIÑOS de 10 a 12 años		
	Chicas	Chicos
Calorías	2.350	2.600
Prótidos (gramos)	64 a 78	70 a 86
Lípidos	20 al 25% de las calorías	
Glúcidos	55 al 65% de las calorías	

ADOLESCENTES de 13 a 19 años		
	Chicas	Chicos
Calorías	2.310 a 2.490	2.900 a 3.070
Prótidos (gramos)	55 a 90	70 a 110
Lípidos	20 al 25% de las calorías	
Glúcidos	55 al 65% de las calorías	

TABLA 4

PESO IDEAL DE LAS MUJERES

(en kilos, vestida)

Altura (cm)	Esqueleto ligero	Esqueleto mediano	Esqueleto pesado
148	42,0-44,8	43,8-48,9	47,4-54,3
149	42,3-45,4	44,1-49,4	47,8-54,9
150	42,7-45,9	44,5-50,0	48,2-55,4
151	43,0-46,4	45,1-50,5	48,7-55,9
152	43,4-47,0	45,6-51,0	49,2-56,5
153	43,9-47,5	46,1-51,6	49,8-57,0
154	44,4-48,0	46,7-52,1	50,3-57,6
155	44,9-48,6	47,2-52,6	50,8-58,1
156	45,4-49,1	47,7-53,2	51,3-58,6
157	46,0-49,6	48,2-53,7	51,9-59,1
158	46,5-50,2	48,8-54,3	52,4-59,7
159	47,1-50,7	49,3-54,8	53,0-60,2
160	47,6-51,2	49,9-55,3	53,5-60,8
161	48,2-51,8	50,4-56,0	54,0-61,5
162	48,7-52,3	51,0-56,8	54,6-62,2
163	49,2-52,9	51,5-57,5	55,2-62,9
164	49,8-53,4	52,0-58,2	55,9-63,7
165	50,3-53,9	52,6-58,9	56,7-64,4
166	50,8-54,6	53,3-59,8	57,3-65,1
167	51,4-55,3	54,0-60,7	58,1-65,8
168	52,0-56,0	54,7-61,5	58,8-66,5
169	52,7-56,8	55,4-62,2	59,5-67,2
170	53,4-57,5	56,1-62,9	60,2-67,9
171	54,1-58,2	56,8-63,6	60,9-68,6
172	54,8-58,9	57,5-64,3	61,6-69,3
173	55,5-59,6	58,3-65,1	62,3-70,1
174	56,3-60,3	59,0-65,8	63,1-70,8
175	57,0-61,0	59,7-66,5	63,8-71,6
176	57,7-61,9	60,4-67,2	64,5-72,3
177	58,4-62,8	61,1-67,8	65,2-73,2
178	59,1-63,6	61,8-68,6	65,9-74,1
179	59,8-64,4	62,5-69,3	66,6-75,0
180	60,5-65,1	63,3-70,1	67,3-75,9
181	61,3-65,8	64,0-70,8	68,1-76,8
182	62,0-66,5	64,7-71,5	68,8-77,7
183	62,7-67,2	65,4-72,2	69,5-78,6
184	63,4-67,9	66,1-72,9	70,2-79,5
185	64,1-68,6	66,8-73,6	70,9-80,4

TABLA 5

PESO IDEAL DE LOS HOMBRES

(en kilos, vestido)

Altura (cm)	Esqueleto ligero	Esqueleto mediano	Esqueleto pesado
157	50,5-54,2	53,3-58,2	56,9-63,7
158	51,1-54,7	53,8-59,9	57,4-64,2
159	51,6-55,2	54,3-59,6	58,0-64,8
160	52,2-55,8	54,9-60,3	58,5-65,3
161	52,7-56,3	55,4-60,9	59,0-66,0
162	53,2-56,9	55,9-61,4	59,6-66,7
163	53,8-57,4	56,5-61,9	60,1-67,5
164	54,3-57,9	57,0-62,5	60,7-68,2
165	54,9-58,5	57,6-63,0	61,2-68,9
166	55,4-59,2	58,1-63,7	61,7-69,6
167	55,9-59,9	58,6-64,4	62,3-70,3
168	56,5-60,6	59,2-65,1	62,9-71,1
169	57,2-61,3	59,9-65,8	63,6-72,0
170	57,9-62,0	60,7-66,6	64,3-72,9
171	58,6-62,7	61,4-67,4	65,1-73,8
172	59,4-63,4	62,1-68,3	66,0-74,7
173	60,1-64,2	62,8-69,1	66,9-75,5
174	60,8-64,9	63,5-69,9	67,6-76,2
175	61,5-65,6	64,2-70,6	68,3-76,9
176	62,2-66,4	64,9-71,3	69,0-77,6
177	62,9-67,3	65,7-72,0	69,7-78,4
178	63,6-68,2	66,4-72,8	70,4-79,1
179	64,4-68,9	67,1-73,6	71,2-80,0
180	65,1-69,6	67,8-74,5	71,9-80,9
181	65,8-70,3	68,5-75,4	72,7-81,8
182	66,5-71,0	69,2-76,3	73,6-82,7
183	67,2-71,8	69,9-77,2	74,5-83,6
184	67,9-72,5	70,7-78,1	75,2-84,5
185	68,6-73,2	71,4-79,0	75,9-85,4
186	69,4-74,0	72,1-79,9	76,7-86,2
187	70,1-74,9	72,8-80,8	77,6-87,1
188	70,8-75,8	73,5-81,7	78,5-88,0
189	71,5-76,5	74,4-82,6	79,4-88,9
190	72,2-77,2	75,3-83,5	80,3-89,8
191	72,9-77,9	76,2-84,4	81,1-90,7
192	73,6-78,6	77,1-85,3	81,8-91,6
193	74,4-79,3	78,0-86,1	82,5-92,5
194	75,1-80,1	78,9-87,0	83,2-93,4
195	75,8-80,8	79,8-87,9	84,0-94,3

NOTA AL LECTOR

Esta tabla indica el valor calórico de los alimentos y su composición (en gramos de prótidos, lípidos, glúcidos) por 100 gramos de su parte comestible cruda o 100 mililitros de bebida (1 vaso de los llamados de vino).

Estos valores se expresan para el alimento pesado crudo y cocido en ciertos casos en los cuales son importantes las diferencias (pastas, arroz, legumbres secas).

Para una utilización más fácil de esta tabla, estos valores se expresan a veces referidos a otras unidades, por ejemplo 1 plato de sopa (250 ml), 1 lata de cerveza o de coca-cola (33 cl), 1 nuez de mantequilla o margarina (10 gramos), 1 cucharada sopera de confitura o de aceite, 1 fruta (1 albaricoque, 1 kiwi, etc.), 10 frutos oleaginosos (10 almendras, 10 cacahuetes, etc.), 1 huevo, 1 barra de pan, 1 tostada, 1 yogur, 1 petit-suisse, 12 caracoles, 12 ostras, 1 «croquemon-sieur», 1 aceituna, 1 pastilla de chocolate, 1 terrón de azúcar, 1 blini, 1 empanadilla, 1 «crêpe», 1 barquillo, 1 croissant, 1 pastelito de crema, etc.

Los alimentos y bebidas compuestos con grasas animales son ricos en calorías (procedentes sobre todo de los azúcares y las grasas) y, por tanto, no son aconsejables para las personas que tienen problemas de sobrepeso.

TABLA DEL VALOR CALORICO DE LOS ALIMENTOS

Alimentos (100 gramos)	Calorias	Prótidos gramos	Lípidos gramos	Glúcidos gramos
Abadejo ahumado (bacalao)	101	23	1	*
Abadejo o eglefino	71	17	0,3	*
Abusseau ou athérine (falso eperlano)	85	18	1,5	*
Acedera	25	2,5	*	2,5
Acedía	78	18	2	*
Aceite de parafina	0	*	*	*
Aceites:	900	*	99,9	*
– 1 cucharada sopera	100	*	11	*
– de algodón	900	*	99,9	*
– de árbol mantequero	900	*	99,9	*
– de cacahuete	900	*	99,9	*
– de cártamo	900	*	99,9	*
– de coco	900	*	99,9	*
– de colza	900	*	99,9	*
– de copra	900	*	99,9	*
– de girasol	900	*	99,9	*
– de maíz	900	*	99,9	*
– de nueces	900	*	99,9	*
– de oliva	900	*	99,9	*
– de palma	900	*	99,9	*

* No hay datos

Alimentos (100 gramos)	Calorias	Prótidos gramos	Lípidos gramos	Glúcidos gramos
– de pepitas de uva	900	*	99,9	*
– de pescado	900	*	99,9	*
– de sésamo	900	*	99,9	*
– de soja	900	*	99,9	*
Aceitunas negras	294	2	30	4
– 1 aceituna	12	*	*	*
Aceitunas verdes	120	1,4	12,7	*
– 1 aceituna	5	*	*	*
Acelgas	24	2	0,2	3,5
Achicoria (bebida)	0	*	*	*
Agraz	0	*	*	*
Agua	0	*	*	*
Aguacate (1 pieza)	550	5	55	8,7
Aguardientes	280	*	*	*
Aguja (pescado)	79	18	0,3	*
Aguja de buey	148	28	4	*
Ajedrea	0	*	*	*
Ajo	135	6	0,1	27,5
Albahaca	0	*	*	*
Albaricoque (1 pieza)	22	0,5	*	5
Albaricoque (zumo)	60	*	*	15

* No hay datos

TABLA DEL VALOR CALORICO DE LOS ALIMENTOS

Alimentos (100 gramos)	Calorias	Prótidos gramos	Lípidos gramos	Glúcidos gramos
Albaricoque en almíbar	72	1	*	17
Albaricoque seco	272	4	*	63
Albóndigas	202	6	14	13
Albur (pescado)	112	19	4	*
Alcachofas	40	2	*	7,5
Alcaparras	0	*	*	*
Alcaravea	0	*	*	*
Aleta de buey	148	28	4	*
Alforfón (sarraceno)	304	10,5	2	61
Algalia	0	*	*	*
Algas secas	243	12	3	42
Algodón (aceite)	900	*	99,9	*
Alharma	0	*	*	*
Alioli	710	1,3	78	0,7
Almejas	82	10	2	6
Almejas grandes	47	10	0,5	1
Almejas rellenas (1 docena)	374	11	36	1,5
Almendrado (1)	227	4	11	28
Almendras (fruto seco)	580	19	54	4,5
– 10 piezas	72	2,4	6,7	0,5
Amaranto	35	2,5	0,5	5

* No hay datos

Alimentos (100 gramos)	Calorias	Prótidos gramos	Lípidos gramos	Glúcidos gramos
Amargón	48	2,5	0,5	8
Anacardo	612	19	48	26
Ancas de rana	69	16,5	0,3	*
Anchoas	205	21,5	13	0,5
Anguila	206	20	14	*
Anguila ahumada	305	20	25	*
Anís (jarabe)	328	*	*	82
Anís (licor)	320	*	*	40
Anona	78	1	0,2	18
Aperitivos alcohólicos	160-250	*	*	0-14
Apio entero	14	1	*	2,5
Apio-nabo	44	2	0,2	8,5
Arándanos	66	0,5	0,5	15
Arañuela	0	*	*	*
Árbol del pan	70	1,4	0,5	15
Árbol mantequero (aceite)	900	*	99,9	*
Arenque	204	18	15	*
Arenque ahumado	214	23	13,5	*
Arenque en vinagre	234	15,5	15	9,2
Arenque escabechado	234	15,5	15	9,2
Arenque salado	214	23	13,5	*

* No hay datos

TABLA DEL VALOR CALORICO DE LOS ALIMENTOS

Alimentos (100 gramos)	Calorias	Prótidos gramos	Lípidos gramos	Glúcidos gramos
Armagnac	**250**	*	*	*
Armuelle	**14**	1,8	*	1,4
Aromas	**0**	*	*	*
Arroz (harina)	**347**	7,5	0,5	78
Arroz blanco cocido	**110**	2	0,1	25,4
Arroz blanco crudo	**378**	7	0,7	86
Arroz inflado	**417**	6	1	96
Arroz integral cocido	**132**	2,5	0,8	28,7
Arroz integral crudo	**358**	7,3	2,3	77
Arrurruz	**346**	10	2	72
Arvejas	**330**	30	0,8	50
Arzolla	**96**	3	*	21
Asado de buey	**148**	28	4	*
Asado de cerdo	**293**	17	25	*
Asado de cerdo magro (filete)	**157**	28	5	*
Asado de ternera	**238**	29	13,5	*
Asadura	**95**	18	2,5	*
Athérine (pescado)	**85**	18	1,5	*
Atún	**225**	27	13	*
Atún en aceite	**285**	24	21	*
Avefría	**115**	25	1,5	*

* No hay datos

Alimentos (100 gramos)	Calorías	Prótidos gramos	Lípidos gramos	Glúcidos gramos
Avellana	**382**	7,5	36	7
– 10 piezas	**38**	0,7	3,6	0,7
Avena (copos)	**389**	14	7	67,5
Avena (granos)	**333**	12	5	60
Avena (harina)	**353**	12	5	65
Aves de corral	**220**	3	12	25
Azafrán	**0**	*	*	*
Azúcar	**400**	*	*	100
– 1 terrón	**20**	*	*	5
Azúcar mascabado	**386**	0,1	0,1	96
Azúcar terciado	**386**	0,1	0,1	96
Azúcar de caña	**386**	0,1	0,1	96
Azúcares de cebada	**380**	*	*	95
Azules (quesos)	**340**	20	29	*
Babybel (queso)	**315**	22,5	25	*
Bacalao ahumado	**101**	23	1	*
Bacalao fresco	**79**	18	0,5	*
Bacalao salado	**140**	32,5	1	*
Bacalao seco	**322**	75	2,5	*
"Baguette" de pan (1)	**687**	21	2,5	145

* No hay datos

Alimentos (100 gramos)	Calorias	Prótidos gramos	Lípidos gramos	Glúcidos gramos
"Baguette" bizcochada (1)	667	17,5	7,5	132,5
Bambú (tallos)	35	2,3	0,2	6
Banon (queso de Provenza)	228	18	16	3
Baobab (fruto)	173	2	0,5	40
Barbo	90	18	2	*
Bardana (raíz)	96	3	*	21
Barquillos	300	6	11	44,5
– 1 barquillo	120	2,4	4,4	17,8
– 1 barquillo chantillí	200	2,5	11	22,5
Barquillos con miel	368	5	4	78
Barquillos rellenos	523	5	23	74
Barrita delgada de pan (1)	275	8,5	1	58
Barrita tipo bollo (1)	267	7	3	53
Barritas de chocolate	489	6	25	60
Basilisco	0	*	*	*
Batido de leche (250 ml)	280	8,7	5	50
Beaufort (queso)	401	26,6	32,7	*
Bebidas alcohólicas:				
– 1 cerveza (330 ml)	115	*	*	*
– 1 coñac (40 ml)	100	*	*	*
– 1 copa de cava	120	*	*	1,7

* No hay datos

TABLA DEL VALOR CALORICO DE LOS ALIMENTOS

Alimentos (100 gramos)	Calorias	Prótidos gramos	Lípidos gramos	Glúcidos gramos
– 1 oporto (50 ml)	80	*	*	7
– 1 vaso de vino	70-80	*	*	*
– 1 whisky (50 ml)	125	*	*	*
Becada	115	25	1,5	*
Beicon (filete)	**121**	23	3	0,5
Beicon ahumada	**330**	26	25	0,5
Bejines	**26**	2,5	0,5	3
Bénédictine	**320**	*	*	40
Berberechos	**47**	10	0,5	1
Berenjenas	**19**	1	0,2	3,2
Berro	**18**	2,2	*	2
Biscottes	**390**	10	5	75
"Bisque" de bogavante (sopa)	**86**	2,5	4	10
"Bisque" de cigalas (sopa)	**99**	3,5	5	10
Bistec de buey	**148**	28	4	*
Bistec de caballo	**110**	22	2,5	*
Bistec picado 5% materia grasa	**129**	21	5	*
Bistec picado 10% materia grasa	**168**	19,5	10	*
Bistec picado 15% materia grasa	**207**	18	15	*
Bistec picado 20% materia grasa	**250**	17,5	20	*
Bitters	**38-54**	*	*	9,5-13,5

* No hay datos

TABLA DEL VALOR CALORICO DE LOS ALIMENTOS

Alimentos (100 gramos)	Calorias	Prótidos gramos	Lípidos gramos	Glúcidos gramos
Blinis	300	10	2,3	60
– 1 blini (60 g)	180	6	1,4	36
Bocadillo de atún	450	*	*	*
Bocadillo de carne	450	*	*	*
Bocadillo de chicharrones	580	*	*	*
Bocadillo de gruyére	480	*	*	*
Bocadillo de jamón	430	*	*	*
Bocadillo de paté	500	*	*	*
Bocadillo de salchichón	480	*	*	*
Boga	77	17	1	*
Bogavante	85	19	1	*
Bollitos	400	6	4	85
Bollo de leche (brioche)	315	7,5	7,6	54
Bombones helados	122	1	1,5	26
Bonbel	315	22,5	25	*
Bondelle (queso)	103	20	2,5	*
Boniato	90	1,2	0,6	20
Bonito	225	27	13	*
Bourbon	250	*	*	*
Boursault (queso)	354	31	22	8
Brandada de bacalao	160	12	8	10

* No hay datos

TABLA DEL VALOR CALORICO DE LOS ALIMENTOS

Alimentos (100 gramos)	Calorías	Prótidos gramos	Lípidos gramos	Glúcidos gramos
Brandy	**266**	*	*	*
Brazuelo	**318**	21	26	*
Brazuelo de buey	**148**	28	4	*
Brazuelo de cerdo	**320**	24	25	*
Brazuelo de ternera	**171**	18	11	*
Breca (pescado)	**86**	18	2	
Brécol	**26**	3	0,3	3
Brema (pescado)	**100**	16	4	*
Bretzel (pastelillo salado)	**80**			
Bricks (pasta de harina)	**345**	10	0,5	75
Brie (queso)	**330**	20,5	27,5	*
Broccio	**251**	22	17	2,5
Buccino (molusco)	**94**	17	2,5	1
Bucklings	**214**	23	13,5	*
Budión (pescado)	**82**	16	2	*
Buey:				
– aguja	**148**	28	4	*
– aleta	**148**	28	4	*
– asado	**148**	28	4	*
– bistec	**148**	28	4	*
– bistec picado 5% materia grasa	**129**	21	5	*

* No hay datos

TABLA DEL VALOR CALORICO DE LOS ALIMENTOS

Alimentos (100 gramos)	Calorias	Prótidos gramos	Lípidos gramos	Glúcidos gramos
– bistec picado 10% materia grasa	168	19,5	10	*
– **bistec picado 15% materia grasa**	207	18	15	*
– **bistec picado 20% materia grasa**	250	17,5	20	*
– brazuelo	148	28	4	*
– **cadera**	242	20	18	*
– carne (como promedio)	180	20	11	*
– chateaubriant	148	28	4	*
– codillo	240	28,5	14	*
– corazón	126	17	6	1
– **corned-beef**	275	25	25	*
– **costillas**	257	17	21	*
– **culata**	242	20	18	*
– entrecot	204	24	12	*
– espaldilla	216	18	16	*
– falda	195	19,5	13	*
– falso filete	166	28	6	*
– filete	180	20	11	*
– hígado	129	21	4	2,2
– lengua	200	16	15	*
– **llana**	242	20	18	*
– **lomo**	266	17	22	*

* No hay datos

TABLA DEL VALOR CALORICO DE LOS ALIMENTOS

Alimentos (100 gramos)	Calorias	Prótidos gramos	Lípidos gramos	Glúcidos gramos
– lomo (costillar)	180	20	11	*
– manteca	771	1,5	85	*
– morrillo	242	20	18	*
– paletilla	216	18	16	*
– para burguiñón	196	30	8,5	*
– para estofado	240	28,5	14	*
– pecho	240	28,5	14	*
– pescuezo	184	19	12	*
– rabillo de cadera	148	28	4	*
– rabo	148	28	4	*
– redondo de codillo	240	28,5	14	*
– riñones	125	15	7	*
– rosbif	148	28	4	*
– sesos	130	10	9	2
– solomillo	257	17	21	*
– tournedó	180	20	11	*
– tripas	94	19	2	*
Buey de mar	85	16	1,5	*
Bulots	135	26	1,2	5
Buñuelos (1)	150	*	*	*

* No hay datos

TABLA DEL VALOR CALORICO DE LOS ALIMENTOS

Alimentos (100 gramos)	Calorias	Prótidos gramos	Lípidos gramos	Glúcidos gramos
Caballa	62	12	1,5	*
Caballa ahumada	226	25	14	*
Caballa en conserva	201	18	12	*
Caballo	110	22	2,5	*
Cabeza de cerdo	201	16	15	0,5
Cabeza de ternera	210	25	12	*
Cabra (queso fresco)	206	11	17,5	1,3
Cabra (queso seco)	466	27,5	39,5	*
Cabra (queso semiseco)	326	18,5	28	*
Cabrito	160	19	9,5	*
Cacahuete (aceite)	900	*	99,9	*
Cacahuete (pasta)	610	27	50	13
Cacahuetes	588	26	50	8,5
– 10 piezas	33	1,5	2,7	0,5
Cacao en polvo	331	19	23	12
Cacao en polvo azucarado	398	6	6	80
Cachiman	78	1	0,2	18
Cadera de buey	242	20	18	*
Cadera de cerdo	300	17	25	*
Café con helado y nata (1 taza)	136	3,6	4,5	15,7
Café sin azúcar	0	*	*	*

* No hay datos

TABLA DEL VALOR CALORICO DE LOS ALIMENTOS

Alimentos (100 gramos)	Calorias	Prótidos gramos	Lípidos gramos	Glúcidos gramos
Cake (bizcocho)	**402**	5	14	64
Calabacín	**14**	1	*	2,5
Calabaza	**30**	1,3	*	6
Calamares	**83**	16	1,1	2,3
Calderada de col	**140**	7,5	9,5	6
Caldo de buey	**25**	2	0,6	3
Caldo de pollo	**22**	1	0,2	4
Caldo de verduras	**18**	0,5	*	4
Calvados	**250**	*	*	*
Callos	**94**	19	2	*
Camarones	**114**	24	2	*
Camembert al 30% materia grasa	**200**	25	11	*
Camembert al 40% materia grasa	**267**	24	19	*
Camembert al 45% materia grasa	**282**	21	22	*
Camembert al 50% materia grasa	**314**	20	26	*
Camembert al 60% materia grasa	**365**	17	33	*
Camomila (infusión)	**0**	*	*	*
Canela	**0**	*	*	*
Canelones	**123**	5,3	5,5	13
Cangrejo de mar	**85**	16	1,5	*
Cangrejo de río	**71**	16	0,5	1

* No hay datos

TABLA DEL VALOR CALORICO DE LOS ALIMENTOS

Alimentos (100 gramos)	Calorias	Prótidos gramos	Lípidos gramos	Glúcidos gramos
Cangrejo en conserva	99	20	1,6	1
Cantal (queso)	366	23	30,5	*
Capón	124	22	4	*
Caracoles	81	16	1	2
– 12 caracoles rellenos	458	13,5	44	2
Caracoles marinos	135	26	1,2	5
Caracoles rellenos	342	10	33	1,3
Carambolo	70	1,4	0,5	15
Caramelos	380			95
– 1 caramelo	20	*	*	5
Caramelos blandos	408	1,5	6	87
– 1 caramelo	45	*	*	
Cardamomo	0	*	*	*
Cardos	24	2	0,2	3,5
Carnero:				
– corazón	157	17	9,5	1
– costillas	225	18	17	*
– falda	250	17	20	*
– filete	225	18	17	*
– hígado	132	21	4	3
– lengua	254	14	22	*

* No hay datos

TABLA DEL VALOR CALORICO DE LOS ALIMENTOS

Alimentos (100 gramos)	Calorias	Prótidos gramos	Lipidos gramos	Glúcidos gramos
– lomo	289	16	25	*
– manteca	798	1,5	88	*
– pecho	250	17	20	0,5
– pierna	225	18	17	*
– riñones	105	17	3,5	1
– sesos	120	10	8,5	1
Carnes grasas	300	18	25	*
Carnes magras	130	21	5	*
Carnes semigrasas	180	20	11	*
Carpa	85	18	1,5	*
Carpa de piscifactoría	150	17	9	*
Carpa salvaje	90	18	2	*
Cártamo (aceite)	900	*	99,9	*
Castañas	180	2	3	36,5
Castañas (crema)	298	2	1,2	70
Castañas (puré)	211	4	3	42
Causses	410	24	34	2
Cava brut	85	*	*	1,2
– 1 copa	120	*	*	1,7
Cava semiseco	120	*	*	2,2
Caviar	270	25	17	4

* No hay datos

TABLA DEL VALOR CALORICO DE LOS ALIMENTOS

Alimentos (100 gramos)	Calorias	Prótidos gramos	Lípidos gramos	Glúcidos gramos
Caza	110	20-22	2-3	*
Cazón (pescado)	106	24	1	*
Cebada (harina)	352	11,5	2	72
Cebada (gérmenes)	370	28,6	7,6	46,6
Cebada (granos)	330	11	2	67
Cebada (pan)	247	6,5	1	53
Cebada germinada (malta)	326	11	2	67
Cebada perlada	356	8,5	1,1	78
Cebolla	34	1,3	0,2	6,8
Cebolleta	28	1,1	0,2	5,5
Cebollino	39	0,9	0,2	8,4
Centeno (harina)	336	11	1,8	69
Centeno (grano)	338	11	2	69
Centeno (pan)	241	7	1	51
Centollo	95	16	3	1
Cerdo:				
– asado	293	17	25	*
– asado magro (filete)	157	28	5	*
– brazuelo	320	24	25	*
– cabeza de cerdo	201	16	15	0,5
– carne (de promedio)	260	20	20	*

* No hay datos

TABLA DEL VALOR CALORICO DE LOS ALIMENTOS

Alimentos (100 gramos)	Calorias	Prótidos gramos	Lípidos gramos	Glúcidos gramos
– chicharrones	**278**	15	24	0,5
– corazón	**115**	17	5	*
– costillas	**298**	18,5	25	*
– filete	**157**	28	5	*
– hígado	**135**	21	5	1,5
– jamón ahumado	**340**	17-21	28-35	*
– jamón de Bayona	**210**	22,5	13	0,5
– jamón cocido sin grasa	**122**	21	4	0,4
– jamón cocido superior	**145**	20	7	0,4
– jamón curado	**330**	15	30	*
– jamón curado italiano	**236**	32	12	*
– jamón de París	**172**	20	10	0,5
– lacón	**172**	20	10	0,5
– lengua	**207**	17	15	*
– llana	**300**	17	25	*
– lomo cocido	**127**	17	6	1,2
– manteca	**386**	29	30	*
– morro	**201**	16	15	0,5
– pecho ahumado	**287**	15	25	0,5
– pecho salado	**283**	14	25	0,5
– pescuezo	**289**	16	25	*

* No hay datos

TABLA DEL VALOR CALORICO DE LOS ALIMENTOS

Alimentos (100 gramos)	Calorias	Prótidos gramos	Lípidos gramos	Glúcidos gramos
– pies	342	17	30	1
– riñones	90	16,3	2,7	*
– sesos	126	10,5	9	0,7
– solomillo	302	17	26	*
– tocino	670	10	70	*
– tocino magro fresco	278	15	24	0,5
Cerceta	173	21	9	*
Cerezas	77	1	0,5	17
Cerezas de las Antillas	50	0,3	*	12
Cervatillo	120	20	4	1
Cerveza "bock" (33 cl)	115	*	*	13
Cerveza de barril (33 cl)	105	*	*	8,5
Cerveza de lujo (33 cl)	150	*	*	13
Cerveza sin alcohol (33 cl)	105	*	*	16
Chalote	75	1,3	0,2	17
Champiñones de París	43	4	0,3	6
Chaource (queso de la Champagne)	293	18	24,5	*
Chartreuse (licor)	320	*	*	40
Chateaubriant de buey	148	28	4	*
Chayote	14	0,5	*	3

* No hay datos

TABLA DEL VALOR CALORICO DE LOS ALIMENTOS

Alimentos (100 gramos)	Calorias	Prótidos gramos	Lípidos gramos	Glúcidos gramos
Cheddar (queso)	405	26	33,5	*
Cherry (aguardiente de cerezas)	266	*	*	14
Chester (queso)	400	29	30	2
Chicharro	121	19	5	
Chicle (goma de mascar)	154	*	*	38,5
– 1 pastilla	4	*	*	1
Chile con carne	153	10	5	17
Chipirón	83	16	1,1	2,3
Chips (patatas fritas)	582	5,5	40	50
Chirimoya	78	1	0,2	18
Chirlas	53	11	1	*
– 12 piezas	64	13,2	1,2	*
Chocolate blanco	532	6	29	62
Chocolate casero	557	4,5	35	56
Chocolate con leche	560	8	32	60
Chocolate de Lieja (1 taza)	174	2,6	7,4	18,6
Chocolate en polvo	410	6,5	7	80
Chocolate negro	550	5	30	65
Chocolate para pastelería	525	6	32,5	52
Chocolate para untar	528	7,5	30	57
Chorizo	499	20	45	3,5

* No hay datos

TABLA DEL VALOR CALORICO DE LOS ALIMENTOS

Alimentos (100 gramos)	Calorias	Prótidos gramos	Lípidos gramos	Glúcidos gramos
Chorlito	115	25	1,5	*
"Choucroute" (col fermentada)	30	1 ,5	0,3	5,5
Choucroute con cerdo y patata	165	7	13	5
Chufa	78	2	0,2	17
Ciclamatos	0	*	*	*
Ciervo	120	20	4	1
Cigala	90	17	2	*
Cilantro	0	*	*	*
Ciruela (1 pieza)	26	0,5	*	6
Ciruela (zumo)	68	*	*	17
Ciruela claudia	65	0,8	0,2	15
Ciruelas damascenas	52	1	*	12
Ciruelas pasas	172	2,5	0,2	40
Ciruelas pasas (zumo)	76	0,3	0,1	18
Clara de huevo	45	10,3	0,1	1
– 1 clara	20	5	*	*
Clavo (especia)	0	*	*	*
Clementinas	46	0,5	*	**11**
– 1 pieza	32	0,3	*	7,7
Coca-cola	42	*	*	10,5
– 1 lata (33 cl)	138	*	*	34,5

* No hay datos

TABLA DEL VALOR CALORICO DE LOS ALIMENTOS

Alimentos (100 gramos)	Calorias	Prótidos gramos	Lipidos gramos	Glúcidos gramos
Coca-cola "light"	0,3	*	*	< 0,1
– 1 lata (33 cl)	1	*	*	0,25
Cocido	150	13	8	6,5
Coco (aceite)	900	*	99,9	*
Coco (fruto fresco)	352	3,2	36	3,7
Coco (fruto seco)	606	5,6	62	6,4
Coco (leche)	20	*	*	5
Cóctels con alcohol	100-250	*	*	0-15
Codillo de buey	240	28,5	14	*
Codorniz	175	19	11	*
Col	28	1,5	*	5
Col brécol	26	3	0,3	3
Col china	12	1	*	2
Col de Bruselas	32	2,5	0,2	5
Col rellena	139	8,5	11	1,5
Coliflor	20	2	0,2	2,5
Colinabo	40	1	*	9
Colines	352	3,5	9,5	63
Colza (aceite)	900	*	99,9	*
Comino	0	*	*	*
Compotas de frutas	80-120	*	*	20-30

* No hay datos

TABLA DEL VALOR CALORICO DE LOS ALIMENTOS

Alimentos (100 gramos)	Calorias	Prótidos gramos	Lípidos gramos	Glúcidos gramos
Comté (queso tipo Gruyére)	**399**	30	31	*
Conchas	**82**	10	2	6
Conchas de mar	**50-80**	10-15	0,5-1,5	1-6
Condimentos	**0**	*	*	*
Conejo de monte	**133**	22	5	*
Conejo doméstico	**192**	28	9	*
Confituras	**278**	0,5	*	69
– 1 cucharada sopera	**98**	*	*	24,5
Congrio	**110**	20	3	*
Conserva de hígado de ave	**355**	14	33	0,5
Conserva de hígado de cerdo	**322**	16	28	1,5
Conservas en salmuera	**30**	1	0,2	6
Coñac	**250**	*	*	*
Copos de avena	**389**	14	7	67,5
Copos de maíz	**380**	8	1,4	84
Copos de patatas	**365**	8	1	81
Coppa (jamón corso)	**290**	27	20	0,5
Copra (aceite)	**900**	*	99,9	*
Caprinos (champiñones)	**26**	2,5	0,5	3
Corazón de palmito	**47**	3	0,3	8
Corazones de animales	**122**	16	6	1

* No hay datos

TABLA DEL VALOR CALORICO DE LOS ALIMENTOS

Alimentos (100 gramos)	Calorias	Prótidos gramos	Lípidos gramos	Glúcidos gramos
Cordero:				
– carne (como promedio)	**280**	16	24	
– costillas	**209**	15	16,5	*
– falda	**234**	18	18	*
– hígado	**139**	21	5	2,5
– lengua	**193**	14	15	*
– lomo/espalda	**289**	16	25	*
– lomo magro	**196**	22	12	*
– mollejas	**106**	17,5	4	*
– pierna	**216**	18	16	*
– riñones	**87**	15	3	*
– sesos	**124**	10,5	8,6	1
Coregone	**103**	20	2,5	*
Corn-flakes (copos de maíz)	**380**	8	1,4	84
Corned-beef	**275**	25	25	*
Corojo	**78**	1	0,2	18
Corzo	**120**	22	3,5	*
Costillas de buey	**257**	17	21	*
Costillas de carnero	**225**	18	17	*
Costillas de cerdo	**298**	18,5	25	*
Costillas de cordero	**209**	15	16,5	*

* No hay datos

TABLA DEL VALOR CALORICO DE LOS ALIMENTOS

Alimentos (100 gramos)	Calorias	Prótidos gramos	Lípidos gramos	Glúcidos gramos
Costillas de ternera	112	21	3,1	*
Coulommiers (queso)	308	20,5	25	*
Crakers (galletas)	360	10	1,4	77
Crema chantillí	336	2	32	10
Crema de cacao	250	*	*	40-52
Crema de castañas	298	2	1,2	70
Crema de champiñones	113	1,6	6,7	11,4
Crema de espárragos	97	3,2	4	12
Crema de gruyère	280	18	22	2,5
Crema de mantequilla	230	0,5	20	12
Crema inglesa	138	4,7	6,8	14,5
Crema ligera de champiñones	62	1,5	4	5
Crema ligera de espárragos	74	1,5	2	12,5
Crema ligera de tomate	55	1	3	6
Crema ligera de verduras	61	1	1	12
Crema pastelera	172	5,5	6	24
Crepes orientales	345	10	0,5	75
Crepes:				
– pasta para crepes	188	7	8	22
– 1 con champiñones	74	2,4	1,3	13
– 1 con jamón-queso	85	4	3,2	10

* No hay datos

TABLA DEL VALOR CALORICO DE LOS ALIMENTOS

Alimentos (100 gramos)	Calorias	Prótidos gramos	Lipidos gramos	Glúcidos gramos
– 1 con mariscos	80	3,3	3,3	9
– 1 crepe con confitura	115	2,4	2,8	20
– 1 crepe natural	65	2,4	2,8	7,6
Croissant con jamón (1)	284	10	16	25
Croissant con mantequilla (1)	210	3,7	8,8	29
Croissant normal (1)	125	3,7	2,4	22
Croque-Monsieur (1)	336	14	18	29,5
Crottin de Chavignol (1)				
(queso de Berry)	185	11,1	15,6	*
Crustáceos	70-100	15-20	1-1,5	*
Cuatro especias	0	*	*	*
Culata de buey	242	20	18	*
Culata de ternera	171	18	11	*
Curaçao	266	*	*	14
Cúrcuma	0	*	*	*
Curry	0	*	*	*
Cuzcuz:				
– Sémola cocida	110	3,5	0,2	23,5
– Sémola cruda	358	13	2	72
– Cuzcuz real	160	9	6	17,5
Cynorrhodon	116	4	*	25

* No hay datos

Alimentos (100 gramos)	Calorias	Prótidos gramos	Lípidos gramos	Glúcidos gramos
Dátiles	**300**	2	0,5	73
Despojos	**120**	17	6	
Despojos con salsa	**150-240**	15-17	10-20	
Dólico (judía)	**350**	23	2	60
Dorada (pescado)	**77**	17	1	*
Dulces	**380**	1	*	94
Edam (queso)	**330**	25	25,5	*
Edulcorantes (sacarinas)	**0**	*	*	*
Eglefino ahumado	**101**	23	1	*
Eglefino o abadejo	**71**	17	0,3	*
Embuchado	**316**	7,5	3,5	63,5
Embuchado de Guéméné	**235**	18	18	0,2
Embuchado de Vire	**239**	19	18	0,2
Embutido:				
– con ajo	**316**	15	28	1
– cocidos	**332**	14	30	1,5
– crudos	**444**	23	38	2,5
– de Aries	**515**	20	47	3
– de Lyon	**484**	19	44	3
– secos	**444**	23	38	2,5

* No hay datos

Alimentos (100 gramos)	Calorias	Prótidos gramos	Lípidos gramos	Glúcidos gramos
Embutido de Troyes	**256**	19	20	0,1
Embutido francés	235	18	18	0,2
Emissole	**106**	24	1	*
Emmenthal (queso)	**378**	29,5	29	*
Empanadas de carne	**393**	11,5	27	26
Empanadas de queso	**352**	7,5	22	31
Empanadillas de manzana	**390**	1,3	9,7	74
Empedrado	**300**	21	24	*
Emperador (pescado)	**77**	18,5	0,3	*
Endibia	**16**	1	*	3
Enebro (bayas)	**0**	*	*	*
Eneldo	**0**	*	*	*
Ensalada verde sin aceite	**18**	1,2	*	3
Entrecot de buey	**204**	24	12	*
Entrecot de caballo	**110**	21	2	1
Eperlano (pescado)	**78**	15	2	*
Epoisses (queso de la Côte d'or)	**359**	21	29	3,5
Erizos de mar	**70**	12	1,5	2
Escalope de pava	**150**	29	3,8	*
Escalope de ternera	**151**	31	3	*
Escarola	**16**	1,5	0,2	2,1

* No hay datos

TABLA DEL VALOR CALORICO DE LOS ALIMENTOS

Alimentos (100 gramos)	Calorias	Prótidos gramos	Lípidos gramos	Glúcidos gramos
Escorpina	98	20	2	*
Escorzonera	74	1,7	*	7
Esguín (salmón joven)	175	19	11	*
Espaldilla de buey	216	18	16	*
Espaguetis cocidos	110	3,5	0,2	23,5
Espaguetis crudos	355	12,5	1	74
Esparejón	77	17	1	*
Espárragos	25	2,7	0,3	3
Especias	0	*	*	*
Espinacas	25	2,3	0,3	3,2
Espirituosas (bebidas)	280	*	*	*
Espumoso (vino)	78	*	*	2,5
Estáquides	75	2,6	*	16
Estragón	0	*	*	*
Esturión	91	18	2	*
Faisán	108	22	2	0,5
Falda de buey	195	19,5	13	*
Falda de carnero	250	17	20	*
Falda de cordero	234	18	18	*
Falda de vacuno	325	17	28,4	0,3

* No hay datos

TABLA DEL VALOR CALORICO DE LOS ALIMENTOS

Alimentos (100 gramos)	Calorias	Prótidos gramos	Lípidos gramos	Glúcidos gramos
Falso filete de buey	166	28	6	*
Farra (pescado)	103	20	2,5	*
Fécula de maíz	385	0,3	*	96
Fécula de ñame	346	10	2	72
Feta (queso griego)	326	18,5	28	*
Fiambres en gelatina	265	14	21	5
Fideos cocidos	110	3,5	0,2	23,5
Fideos crudos	355	12,5	1	74
Filete de buey	180	20	11	*
Filete de carnero	225	18	17	*
Filete de cerdo	157	28	5	*
Filete de panceta	121	23	3	0,5
Filete de ternera	107	21	2,5	*
Filetes rellenos	275	14	23	3
Finas hierbas	0	*	*	*
Flan	140	3,6	5	24
Flauta de pan (1)	687	21	2,5	145
Fleso (pescado)	78	15	2	*
Fletan (especie de lenguado)	117	18	5	*
Foie gras	460	7*9	44-50	2
Fontainebleau (queso a la crema)	236	10	20	4

* No hay datos

TABLA DEL VALOR CALORICO DE LOS ALIMENTOS

Alimentos (100 gramos)	Calorias	Prótidos gramos	Lípidos gramos	Glúcidos gramos
Fourme (tipo de queso)	**340**	20	29	*
Frambuesas	**40**	1	*	8
Frambuesas (zumo)	**44**	*	*	11
Fresas	**36**	1	*	7
Frutas (compota)	**80-120**	*	*	20-30
Frutas (confitura)	**278**	0,5	*	69
– 1 cucharada sopera	**98**	*	*	24,5
Frutas (jalea)	**278**	0,5	*	69
– 1 cucharada sopera	**98**	*	*	24,5
Frutas (jarabe de frutas)	**280**	*	*	70
Frutas (macedonia)	**80**	*	*	20
Frutas (néctares)	**50-80**	0,2-0,5	*	12-20
Frutas (pasta de frutas)	**228**	1	*	56
Frutas (zumos)	**20-76**	*	*	5*19
Frutas confitadas	**380**	1	*	94
Frutas en almíbar	**80-120**	*	*	20-30
Frutas frescas	**20-100**	*	*	5-20
Frutos oleaginosos	**588**	26	50	8,5
Frutos secos	**300**	2-4	*	65-70
Gado (pescado)	**85**	18	1,5	*

* No hay datos

TABLA DEL VALOR CALORICO DE LOS ALIMENTOS

Alimentos (100 gramos)	Calorias	Prótidos gramos	Lípidos gramos	Glúcidos gramos
Galactosa	400	*	*	100
Galampernas (champiñones)	26	2,5	0,5	3
Galatea	90	17	2	*
Galletas:				
– barquillos	368	5	4	78
– barquillos rellenos	523	5	23	74
– bizcochos de mantequilla	400	7	8	75
– con almendras	508	8	24	65
– con avellanas	508	8	24	65
– con chocolate	494	7	22	67
– con mantequilla	420	5,5	10	77
– con pasas	400	6	4	85
– de soletilla	400	7	7	77
– lenguas de gato	360	8	8	64
– polvorones	488	7,5	20	69,5
– saladas	316	7,5	3,5	63,5
– secas saladas	448	9	12	76
Galletas de mantequilla	400	7	8	75
– 1 pieza	35	0,6	0,7	6,5
Gallina	234	18	18	*
Gallo	150	21	5-10	*

* No hay datos

TABLA DEL VALOR CALORICO DE LOS ALIMENTOS

Alimentos (100 gramos)	Calorias	Prótidos gramos	Lípidos gramos	Glúcidos gramos
Gallo salvaje	106	22	2	*
Gambas	98	21	1,5	*
Gamo	120	20	4	1
Garbanzos cocidos	144	8	2,6	22
Garbanzos crudos	360	18	5	61
Gelatina	338	84,5	*	*
Genciana (alcohol)	250	*	*	20
Germen de cebada	370	28,6	7,6	46,6
Germen de maíz	410	13	22	40
Germen de soja	45	4	2,3	2
Germen de trigo	330	26	10	34
Géromé (queso de Gerardmer)	332	19	28,5	*
Gin	250	*	*	*
Ginebra (alcohol)	280	*	*	*
Girasol (granos)	595	24	47	19
Girasol (aceite)	900	*	99,9	*
Girasol (margarina)	750	0,1	83	0,2
Glucosa	400	*	*	100
Gluten	425	75-85	5-12	8-10
Gobio (pescado)	112	19	4	*
Goma de mascar (chicle)	154	*	*	38,5

* No hay datos

Alimentos (100 gramos)	Calorias	Prótidos gramos	Lípidos gramos	Glúcidos gramos
– 1 pastilla	4	*	*	1
Gombo o ketmie (planta)	40	1,4	0,3	8
Gomfidos	26	2,5	0,5	3
Gorgonzola (queso)	405	23	35	2
Gouda (queso de bola)	348	25	27,5	*
Gournay (queso de Normandía)	228	18	16	3
Granada	65	0,5	0,3	15
Granadilla	36	3	*	6
Granadina (jarabe)	328	*	*	82
Granos de arroz blanco	378	7	0,7	86
Granos de arroz integral	358	7,3	2,3	77
Granos de avena	333	12	5	60
Granos de cebada	330	11	2	67
Granos de centeno	338	11	2	69
Granos de girasol	595	24	47	19
Granos de maíz	356	10	4	70
Granos de mijo	342	11	4	65
Granos de sarraceno	304	10,5	2	61
Granos de soja	458	35	18	39
Granos de sorgo	339	10	3,5	70
Granos de trigo	342	13	2,5	67

* No hay datos

TABLA DEL VALOR CALORICO DE LOS ALIMENTOS

Alimentos (100 gramos)	Calorias	Prótidos gramos	Lípidos gramos	Glúcidos gramos
Granulados chocolateados	**410**	6,5	7	80
Gravenche (pescado)	**151**	22	7	*
Griñón o nectarina	**54**	1	*	12,5
– 1 pieza	**40**	0,7	*	9,3
Grosella	**41**	1,3	*	9
Grosella (zumo)	**20**	*	*	5
Grosella espinosa	**39**	0,6	*	9,2
Gruyére (queso)	**392**	29	30	1,5
Guayaba	**64**	0,4	*	15,7
Guindas garrafales	**77**	1	0,5	17
Guisantes	**60**	5	0,4	9
Guisantes majados cocidos	**125**	8,5	0,3	22
Guisantes majados crudos	**356**	22	2,5	63
Guisantes mollares cocidos	**125**	8,5	0,3	22
Guisantes mollares secos	**330**	23	2	56
Guiso de alubias en conserva	**169**	10	9	12
Habas secas	**345**	23	1,5	60
Habas tiernas	**81**	5,5	0,3	14
Habichuelas cocidas	**120**	8	0,5	21
Habichuelas crudas	**276**	21	1,3	45

* No hay datos

Alimentos (100 gramos)	Calorías	Prótidos gramos	Lípidos gramos	Glúcidos gramos
Halibut o fletan	117	18	5	*
Halva (pasta de almendra turca)	560	*	30	70
Hamburguesa (1)	280	15	14	23,5
Hamburguesa con queso	406	20	26	23
Harina de arroz	347	7,5	0,5	78
Harina de avena	353	12	5	65
Harina de cebada	352	11,5	2	72
Harina de centeno	336	11	1,8	69
Harina de maíz	350	9,5	3,5	70
Harina de soja	417	37	21	20
Harina de trigo blanco	363	10	1	78,5
Harina de trigo integral	340	11,5	2	69
Harina de trigo sarraceno	323	10,5	2,3	65
Helados:				
– cremas heladas	184	4	10	19,5
– esquimales (bombones)	122	1	1,5	26
– helados con huevos	130	3,5	4	20
– sorbetes de frutas	110	0,5	0,5	25,5
– sorbetes de licor	180	0,2	*	34
Hierbas aromáticas	0	*	*	*
Hígado de ave	135	19	6,3	0,7

* No hay datos

TABLA DEL VALOR CALORICO DE LOS ALIMENTOS

Alimentos (100 gramos)	Calorias	Prótidos gramos	Lípidos gramos	Glúcidos gramos
Hígado de buey	129	21	4	2,2
Hígado de carnero	132	21	4	3
Hígado de cerdo	135	21	5	1,5
Hígado de conejo	124	20	3,5	3
Hígado de cordero	139	21	5	2,5
Hígado de ternera	135	20	5	2,4
Hígado de ternero	129	21	4	2,2
Higos frescos	55	1	0,2	12,3
Higos chumbos	180	6,6	5	27
– 1 pieza (30 g)	54	2	1,5	8,1
Higos secos	271	3,5	1	62
Hinojo	34	2,5	0,4	5
Holanda (queso de)	353	29	25	3
Horchata (jarabe)	280	*	*	70
Hortelano (ave)	120	22	3,5	*
Hot-dog (130 g)	400	14	19	43
Huevas de pescado	116	14	5,3	3
Huevos de codorniz	160	13	12	*
– 1 huevo	24	2	1,8	*
Huevos de gallina	160	13	12	*
– 1 huevo	75	7,5	5	*

* No hay datos

TABLA DEL VALOR CALORICO DE LOS ALIMENTOS

Alimentos (100 gramos)	Calorias	Prótidos gramos	Lípidos gramos	Glúcidos gramos
– 1 clara	20	5	*	*
– 1 yema	55	2,5	5	*
Huevos de oca	183	14	14	*
Huevos de pata	191	13	15	1
– 1 huevo	104	7	8,2	0,5
Huevos de pava	173	13	13	1
Infusiones	0	*	*	*
Jabalí	104	21	2	0,4
Jabato	104	21	2	*
Jalea de frutas	278	0,5	*	69
– 1 cucharada sopera	98	*	*	24,5
Jamón ahumado	340	17-21	28-35	*
Jamón cocido sin grasa	122	21	4	0,4
Jamón cocido superior	145	20	7	0,4
Jamón crudo	330	15	30	*
Jamón crudo italiano	236	32	12	*
Jamón de Bayona	210	22,5	13	0,5
Jamón de París	172	20	10	0,5
Jarabes sin diluir	280	*	*	70

* No hay datos

TABLA DEL VALOR CALORICO DE LOS ALIMENTOS

Alimentos (100 gramos)	Calorias	Prótidos gramos	Lípidos gramos	Glúcidos gramos
Jarrete de ternera	183	19	12	*
Jengibre	61	2	1,5	10
Jerez	160	*	*	*
Jilguerillos	26	2,5	0,5	3
Judías blancas cocidas	100	6,5	0,5	17,5
Judías blancas crudas	276	21	1,3	45
Judías de Lima	330	19	1,5	60
Judías guisadas con tocino	344	23	1,5	60
Judías secas cocidas	100	6,5	0,5	17,5
Judías secas crudas	276	21	1,3	45
Judías tiernas	40	2,5	*	7
Judías verdes	24	1,5	0,2	4
Jurel	121	19	5	*
Kaki (fruta)	63	0,5	*	15
Kéfir	44	3,8	2	2,7
Ketchup	105	0,9	0,1	25
Ketchup "light"	78	1	0,1	18,2
Ketmie o gombo (planta)	40	1,4	0,3	8
Kippers	214	23	13,5	*
Kirsh (aguardiente de cerezas)	280	*	*	*

* No hay datos

TABLA DEL VALOR CALORICO DE LOS ALIMENTOS

Alimentos (100 gramos)	Calorias	Prótidos gramos	Lípidos gramos	Glúcidos gramos
Kiwi (1)	57	1	0,5	12
Krill	96	21	1,3	*
Kumis (bebida)	44	3,8	2	2,7
Labro (pescado)	82	16	2	*
Lacón	172	20	10	0,5
Lactarios (setas)	26	2,5	0,5	3
Laguiole (queso)	366	23	30,5	*
Lamprea	177	15	13	*
Langosta	90	17	2	*
Lapas	92	17	2	1,5
Larmille	364	16	4	66
Lasañas	151	9	7	13
Laurel	0	*	*	*
Leche de búfala	118	5,5	9	4
Leche de burra	44	1,7	1,2	6,6
Leche de cabra	66	3,5	3,8	4,5
Leche de camella	65	3,2	4,3	3,4
Leche de coco	20	*	*	5
Leche de mujer	64	1,3	3,6	6,5
Leche de oveja	100	5,5	6,4	5

* No hay datos

TABLA DEL VALOR CALORICO DE LOS ALIMENTOS

Alimentos (100 gramos)	Calorias	Prótidos gramos	Lípidos gramos	Glúcidos gramos
Leche de reno	240	10,5	20	4,5
Leche de vaca:				
– condensada azucarada	338	8,4	9	56
– condensada entera	160	8	9,3	10,9
– condensada semidesnatada	133	6,5	7,5	9,8
– desnatada	33	3,3	0,2	4,5
– desnatada en polvo	352	34,5	0,5	52,5
– entera	62	3,2	3,5	4,5
– entera en polvo	498	26	26	40
– entera sin hervir	65	3,2	3,6	4,8
– semidesnatada	45	3,2	1,6	4,5
Leche de yegua	50	2,3	2	5,6
Lechuga	15	1	0,3	2
Lechuga romana	18	1,2	*	3
Legumbres secas cocidas	120	8	0,5	21
Legumbres secas crudas	330	23	1,5	59
Legumbres verdes	25-60	1,5-5	*	4-12
Lengua de buey	200	16	15	*
Lengua de carnero	254	14	22	*
Lengua de cerdo	207	17	15	*
Lengua de cordero	193	14	15	*

* No hay datos

TABLA DEL VALOR CALÓRICO DE LOS ALIMENTOS

Alimentos (100 gramos)	Calorías	Prótidos gramos	Lípidos gramos	Glúcidos gramos
Lengua de ternera	121	18	5	1
Lenguado	78	15	2	*
Lenguas de gato (bizcochos)	360	8	8	64
Lentejas cocidas	103	7,6	0,5	17
Lentejas crudas	317	24	1	53
Levadura de cerveza fresca	81	13	0,5	6
Levadura de cerveza seca	275	43	3	19
Levadura de panadero	81	13	0,5	6
Levadura química	0	*	*	*
Licores	250-300	*	*	0-40
Liebre	132	28	2	0,5
Lija (pescado)	106	24	1	*
Limón	32	0,5	*	7,5
Limón (zumo)	28	*	*	7
Limón verde o lima	50	0,5	*	12
Limonada	48	*	*	12
Litchi (fruto)	73	0,5	0,3	17
Livarot (queso de)	354	31	22	8
Locha (pescado)	62	12	1,5	*
Lombarda	26	1,5	0,2	4,5
Lomo de buey	266	17	22	*

* No hay datos

Alimentos (100 gramos)	Calorias	Prótidos gramos	Lípidos gramos	Glúcidos gramos
Lomo de ternera	175	19	11	*
Lomo de vaca	180	20	11	*
Longane	73	0,5	0,3	17
Longaniza seca	467	26	39	3
Longuets (tipo de pan)	352	3,5	9,5	63
Lonjas de tocino	278	15	24	0,5
Lonzo Uamón salado crudo)	290	27	20	0,5
Lubina	90	20	1,2	*
Lucio	95	21,5	1	*
Lucioperca	112	19	4	*
Lukums (dulces orientales)	380	*	*	95
Macarrones cocidos	110	3,5	0,2	23,5
Macarrones crudos	355	12,5	1	74
Macedonia de frutas	80	*	*	20
Macedonia de verduras	72	3,3	0,3	14
Madeira (vino de)	160	*	*	*
Magdalenas (1 pieza)	120	1,8	6,9	12,6
Maíz:				
– "pop-corn" (palomitas)	390	11	5	76
– aceite	900	*	99,9	*

* No hay datos

Alimentos (100 gramos)	Calorias	Prótidos gramos	Lípidos gramos	Glúcidos gramos
– copos	380	8	1,4	84
– fécula	385	0,3	*	96
– gérmenes	410	13	22	40
– granos	356	10	4	70
– harina	350	9,5	3,5	70
– maíz dulce cocido	129	4	2,3	23
– maíz inflado azucarado	390	5	0,6	90
– pétalos	380	8	1,4	84
– sémola de maíz	355	12,5	1	74
Makabo (hojas)	30	2,2	0,4	4,2
Makabo (raíz)	148	3	0,4	33
Malta	326	11	2	67
Malta en polvo azucarada	413	14	5	78
Malvavisco (dulces de)	380	*	*	95
Mandarina	46	0,5	*	11
– 1 pieza	32	0,3	*	7,7
Mandioca (hojas)	84	7,3	1,2	11
Mandioca (raíz)	154	1	0,2	37
Mandioca (sémola)	384	0,5	0,2	95
Mango	64	0,5	*	15,5
Mangostán	62	0,4	*	15

* No hay datos

TABLA DEL VALOR CALORICO DE LOS ALIMENTOS

Alimentos (100 gramos)	Calorias	Prótidos gramos	Lípidos gramos	Glúcidos gramos
Manteca de buey	**771**	1,5	85	*
Manteca de carnero	**798**	1,5	88	*
Manteca de cerdo	**891**	*	99	*
Manteca de oca	**896**	*	99,5	*
Mantequilla	**750**	0,7	83	0,4
– 1 cucharadita (10 g)	**75**	*	8,3	*
Mantequilla de cacahuete	**610**	25,5	51	12
Mantequilla de cacao	**886**	*	98	1
Mantequilla ligera	**401**	7	41	1
– 1 cucharadita (10 g)	**40**	0,7	4,1	0,1
Manzana	**50**	0,3	*	12
– 1 pieza	**100**	0,6	*	24
Manzana asperiega	**73**	0,5	0,3	17
Manzana desecada	**283**	1,4	1,9	65
Manzana (zumo)	**46**	*	*	11,5
Manzana con canela	**78**	1	0,2	18
Margarina	**750**	0,1	83	0,2
– 1 cucharadita (10 g)	**75**	*	8,3	*
Margarina ligera	**542**	0,1	60	0,2
– 1 cucharadita (10 g)	**54**	*	6	*
Mariscos	**50-100**	10-20	0,5-2	*

* No hay datos

TABLA DEL VALOR CALORICO DE LOS ALIMENTOS

Alimentos (100 gramos)	Calorias	Prótidos gramos	Lípidos gramos	Glúcidos gramos
Maroilles (queso de)	338	20,5	28,5	*
Marrons glacés (castañas confitadas)	305	2	1	72
Martini	160	*	*	14
Maruca (pescado)	86	17	2	*
Masa quebrada	337	4,5	19	37
Mazapán	550	10	27	67
Mayonesa	710	1,3	78	0,7
Mayonesa ligera	414	1	39,1	14,5
Mejillones	119	20	3	3
Mejorana u orégano	0	*	*	*
Melaza	250	2	*	60
Melcocha	380	*	*	95
Melocotón	46	0,5	*	11
– 1 pieza	69	0,75	*	16,5
Melocotón seco (orejones)	280	3,5	0,5	65
Melocotón (zumo)	52	*	*	13
Melocotones en almíbar	84	0,5	*	20,5
Melón	27	1	0,2	5,5
Membrillo	28	0,3	0,2	6,3
Menta (hojas)	0	*	*	*

* No hay datos

TABLA DEL VALOR CALORICO DE LOS ALIMENTOS

Alimentos (100 gramos)	Calorias	Prótidos gramos	Lípidos gramos	Glúcidos gramos
Menta (jarabe)	328	*	*	82
Menta (tisana)	0	*	*	*
Merengue	400	5	*	95
Merluza	79	17	1,2	*
Mermeladas	182	0,5	*	45
– 1 cucharada sopera	64	*	*	16
Mermelada de frutas	280	*	*	70
– 1 cucharada sopera	98	*	*	24,5
Mero	225	27	13	*
Mesclun	18	1,2	*	3
Miel	308	0,5	*	76,5
Milamores (planta)	36	2	*	6
Milhojas (pastel) (1)	320	6	19	31
Mijo (grano)	342	11	4	65
Mimolette (queso holandés)	344	29	24	3
Minestrone (250 ml)	96	2,9	1,5	16,7
Mízcalos	26	2,5	0,5	3
Mojardones (setas)	26	2,5	0,5	3
Moka (café)	0	*	*	*
Moka (pastel)	386	8	22	39
Mojarra (pescado)	77	17	1	*

* No hay datos

TABLA DEL VALOR CALORICO DE LOS ALIMENTOS

Alimentos (100 gramos)	Calorias	Prótidos gramos	Lípidos gramos	Glúcidos gramos
Moluscos	50-80	10-15	1,5	2-6
Molleja	121	18	5	1
Mollejas de cordero	106	17,5	4	*
Mollejas de ternera	116	20	4	*
Moras	57	1	*	12
Morbier (queso francés)	348	24	28	*
Morcilla blanca	180	10	13	6
Morcilla negra	350	12	33	1
Morena (pescado)	176	16	12	1
Morillas (setas)	26	2,5	0,5	3
Morrillo de buey	242	20	18	*
Morro de cerdo	201	16	15	0,5
Mortadela	323	14	29	1,5
Moscada (nuez)	0	*	*	*
Moscatel (uva)	70	0,6	0,7	15,5
Moscatel (vino dulce)	160	*	*	14
Mostachón (1)	120	1,8	4	20
Mostaza	89	5,5	5	5,5
Motelle	90	16	3	*
Mousaka (plato griego)	169	5	13	8
"Mousse" de chocolate	300	8,5	12	40

* No hay datos

TABLA DEL VALOR CALORICO DE LOS ALIMENTOS

Alimentos (100 gramos)	Calorias	Prótidos gramos	Lípidos gramos	Glúcidos gramos
"Mousse" de frutas	120	3,5	2	22
"Mousse" de pato	390	10	38	2
"Mousse" de hígado de cerdo	385	10	37	3
"Mousse" de hígado de ave	380	12	36	2
"Mousse" de oca	392	11	38	1,5
Mozarella (queso)	332	22	26	2,5
Muesli	397	9	9	70
Mújol (pescado)	148	19	8	*
Munster (queso de)	332	19	28,5	*
Nabo	20	1	0,2	3,5
Nabo sueco (rutabaga)	34	1,2	*	7
Naranjas	40	1	*	9
– 1 pieza	70	1,6	*	16
Naranjas (zumo)	42	*	*	10,5
Nata fresca 15% materia grasa	174	4,7	15	5,1
Nata fresca 20% materia grasa	204	3	20	3
Nata fresca 30% materia grasa	288	2	30	2,5
Navajas	55	11	0,5	2
Nécora	85	16	1,5	*
Néctares de frutas	50-80	0,2-0,5	*	12-20

* No hay datos

TABLA DEL VALOR CALORICO DE LOS ALIMENTOS

Alimentos (100 gramos)	Calorias	Prótidos gramos	Lípidos gramos	Glúcidos gramos
Nectarina o griñón	54	1	*	12,5
– 1 pieza	40	0,7	*	9,3
Neufchatel (quesito de)	300	15	27	*
Nísperos	46	0,5	0,2	10,5
Nueces	530	10,5	52	5
– 10 piezas	190	3,7	18,7	1,8
Nuez del Brasil	622	12	62	4
Nuez de caoba	612	19	48	26
– 10 piezas	92	2,8	7,2	3,9
Nuez de coco fresco	352	3,2	36	3,7
Nuez de coco desecado	606	5,6	62	6,4
Nuez de coco (aceite)	900	*	99,9	*
Nuez de coco (leche)	20	*	*	5
Nuez de Santiago	74	15	0,5	3,5
Nuez moscada	0	*	*	*
Nuez (aceite)	900	*	99,9	*
Nuöc-Mâm (salsa vietnamita) (1 ctda. de café)	1,2	0,3	*	*
Ñame	100	2	*	23

* No hay datos

TABLA DEL VALOR CALORICO DE LOS ALIMENTOS

Alimentos (100 gramos)	Calorias	Prótidos gramos	Lípidos gramos	Glúcidos gramos
Oca	278	29	18	*
Oca (manteca)	896	*	99,5	*
Oleaginosos (frutos)	588	26	50	8,5
Oliva (aceite)	900	*	99,9	*
Olmillo	92	17	2	1,5
Oporto (vino)	160	*	*	14
Orégano o mejorana	0	*	*	*
Orejones	26	2,5	0,5	3
Ortiga	57	5,5	0,7	7
Orujo	280	*	*	*
Ostras	80	10	2	5
– 1 docena	110	13	3	7,5
Paella	183	8	7	22
Pagel (pescado)	77	17	1	*
Paletilla de buey	216	18	16	*
Paletilla de carnero	289	16	25	*
Paletilla de cerdo cocida	127	17	6	1,2
Paletilla de cordero	289	16	25	*
Paletilla de cordero magro	196	22	12	*
Paletilla de ternera	139	19	7	*

* No hay datos

TABLA DEL VALOR CALORICO DE LOS ALIMENTOS

Alimentos (100 gramos)	Calorias	Prótidos gramos	Lípidos gramos	Glúcidos gramos
Palma (aceite)	900	*	99,9	*
Palmito (corazón de)	47	3	0,3	8
Palmito (pastel)	200	5	5,5	32,5
Paloma	110	22	2	0,5
Paloma torcaz	115	25	1,5	*
Pan ácimo	370	11	1,5	78
Pan bizcochado	267	7	3	53
– 1 "baguette" bizcochada	667	17,5	7,5	132,5
Pan blanco	275	8,5	1	58
Pan de cebada	247	6,5	1	53
Pan de centeno	241	7	1	51
Pan con chocolate (1)	287	5	15	33
Pan de especias	336	7	4	68
Pan con gluten	240	20	*	40
Pan sin gluten	220	3,8	3,7	42,8
Pan integral	262	8,5	1,5	53,5
Pan con leche (1 bollo)	105	3	2,1	18,5
Pan de molde	292	9	4	55
Pan moreno	245	7	1	52
– 1 "baguette" (250 g)	687	21	2,5	145
– 1 barrita (100 g)	275	8,5	1	58

* No hay datos

TABLA DEL VALOR CALORICO DE LOS ALIMENTOS

Alimentos (100 gramos)	Calorias	Prótidos gramos	Lípidos gramos	Glúcidos gramos
Pan de salvado	257	13	5	40
Pan tostado	356	10	4	70
– 1 rebanada	80	2,3	0,8	16
Pan con uvas (1)	272	6,5	9	41
Pan de Viena	258	8	2	52
Panceta (filete)	121	23	3	0,5
Panceta ahumada	330	26	25	0,5
Papafigo (ave)	115	25	1,5	*
Papaya	45	0,5	*	10,5
Papengaye	22	3,4	0,3	1,5
Paprika	0	*	*	*
Parafina (aceite)	0	*	*	*
Parmesano (queso)	380	36	26,5	*
Pasiflora (fruto)	100	3	*	22
Pasta de almendras	460	9	24	52
Pasta de cacao para untar	284	4	16	31
Pasta de cacahuetes	610	25,5	51	12
Pasta para crépes	188	7	8	22
Pasta dulce de frutas	228	1	*	56
Pasta ligera para untar	540	0,1	60	0,3
Pasta de lionesas	206	6,5	12	18

* No hay datos

TABLA DEL VALOR CALORICO DE LOS ALIMENTOS

Alimentos (100 gramos)	Calorias	Prótidos gramos	Lípidos gramos	Glúcidos gramos
Pastas normales cocidas	110	3,5	0,2	23,5
Pastas normales crudas	355	12,5	1	74
Pastas cocidas con huevos	124	4	1,5	23,5
Pastas crudas con huevos	408	12	8	72
Pasta de hojaldre	410	4,6	28	35
Pastas para sopa cocidas	110	3,5	0,2	23,5
Pastas para sopa crudas	355	12,5	1	74
Pasta verde (quesos de)	370	18,5	33	*
Pastaflora	436	6	20	58
Pastel bretón (con pasas)	245	10	5	40
Pastel de almendras	460	9	24	52
Pastel de cerezas	270	9	5	48
Pastel de crema (1)	226	6,5	12	23
Pasteles	300-500	5-9	4-23	42-78
Pasteles secos	448	9	12	76
Paste lito de coco	134	1	7,5	15
Pastelitos	400-500	5-9	10-15	45-75
Pastelitos ("petits fours")	360	8	8	64
Pastillas azucaradas	380	*	*	95
Pastis (licor anisado)	285	*	*	*
Pastinaca	74	1,7	0,4	16

* No hay datos

TABLA DEL VALOR CALORICO DE LOS ALIMENTOS

Alimentos (100 gramos)	Calorias	Prótidos gramos	Lípidos gramos	Glúcidos gramos
Patatas al gratén con nata	166	4	10	15
Patatas	84	1,2	0,1	19,3
– chips	582	5,5	40	50
– copos	365	8	1	81
– fritas	400	5	19	52
– fritas ligeras	233	4	9	34
– puré	88	2,5	2,4	14
Paté de cabeza	201	16	15	0,5
Paté de carne	298	15	26	1
Paté casero	342	14	30	4
Paté de caza	256	16	20	3
Paté de hígado	357	11	33	4
Paté de jamón	316	15	28	1
Pato de granja	190	25	10	*
Pato silvestre	126	22	4	*
Pava	150	29	3,8	*
Pavo	150	29	3,8	*
Pe-tsai (col china)	12	1	*	2
Pechinas	70	15	0,3	3
Pecho de buey	240	28,5	14	*
Pecho de carnero	250	17	20	0,5

* No hay datos

TABLA DEL VALOR CALORICO DE LOS ALIMENTOS

Alimentos (100 gramos)	Calorias	Prótidos gramos	Lípidos gramos	Glúcidos gramos
Pecho de cerdo ahumado	287	15	25	0,5
Pecho de cerdo salado	283	14	25	0,5
Pecho de ternera	136	19,5	6,5	*
Peje araña	82	16	2	*
Peladillas (de almendra)	560	15	36	44
Peladillo o violeto	95	15	2	*
Pelámide (atún)	225	27	13	*
Pelardon (queso de l'Ardéche)	280	26	18	12
Pepinillos	14	0,5	0,2	2,5
Pepino	14	1	*	2
Pepitas de uva (aceite)	900	*	99,9	*
Pepsi-cola (1 lata 33 cl)	138	*	*	34,5
Pera (1 pieza)	100	0,9	*	24,3
Pera seca	272	1,8	1,8	62
Pera (zumo)	60	*	*	15
Pera de las Indias (guayaba)	64	0,4	*	15,7
Perca (pescado)	95	21,5	1	*
Percebe	73	16	0,5	1
Perdiz	115	25	1,5	*
Perdiz nival	115	25	1,5	*
Perejil	28	4,4	0,5	1,4

* No hay datos

TABLA DEL VALOR CALORICO DE LOS ALIMENTOS

Alimentos (100 gramos)	Calorías	Prótidos gramos	Lípidos gramos	Glúcidos gramos
Perifollo	68	3	0,1	12
Pernod	252	*	*	*
Pescadilla	90	18	2	*
Pescados (aceites)	900	*	99,9	*
Pescados (huevas)	116	14	5,3	3
Pescados ahumados	100-300	20-25	1-25	*
Pescados en aceite	265	20-24	17-21	*
Pescados desecados	320	75	2,5	*
Pescados grasos	180	14-25	10-16	*
Pescados magros	80	16-17	1-2	*
Pescados semigrasos	120	14-20	4-8	*
Pescados rebozados	125	13,5	1	15,5
Pescuezo de buey	184	19	12	*
Pescuezo de cerdo	289	16	25	*
Pescuezo de ternera	160	19	9	*
Pétalos de maíz	380	8	1,4	84
"Petits fours" (pastelitos)	360	8	8	64
Petit-suisse 20% materia grasa	96	10,6	4,5	3,3
– 1 petit-suisse (30 g)	29	3,2	1,4	1
– 1 petit-suisse (60 g)	58	6,4	2,7	2
Petit-suisse 40% materia grasa	140	9,5	10	3

* No hay datos

TABLA DEL VALOR CALORICO DE LOS ALIMENTOS

Alimentos (100 gramos)	Calorias	Prótidos gramos	Lípidos gramos	Glúcidos gramos
– 1 petit-suisse (30 g)	42	2,8	3	0,9
– 1 petit-suisse (60 g)	84	5,7	6	1,8
Petit-suisse 60% materia grasa	210	8,5	18,5	3
– 1 petit-suisse (30 g)	63	2,5	5,5	0,9
– 1 petit-suisse (60 g)	126	5,1	11,1	1,8
Petit-suisse con frutas	180	6	8,5	20
– 1 petit-suisse (30 g)	54	1,8	2,5	6
– 1 petit-suisse (60 g)	108	3,6	5,1	12
Petit-suisse con chocolate	210	4,7	10,8	23,6
– 1 petit-suisse (30 g)	63	1,4	3,3	7
– 1 petit-suisse (60 g)	126	2,8	6,5	14
Pez aguja	79	18	0,3	*
Pez espada	116	19	4,5	*
Pez gato (quimera común)	75	18	0,5	*
Pez de San Pedro	74	16	1	*
Pézizes	26	2,5	0,5	3
Picadillo de carne con puré de patatas	165	10,5	7,5	14
Picadillo de cerdo con manteca	490	17	47	0,1
Picadillo de Mans	438	15	42	0,1
Picadillo de oca	465	15	45	0,1

* No hay datos

TABLA DEL VALOR CALORICO DE LOS ALIMENTOS

Alimentos (100 gramos)	Calorias	Prótidos gramos	Lípidos gramos	Glúcidos gramos
Picadillo de Tours	522	18	50	0,1
Picatera (paté)	227	8,5	21	1
Picon (aperitivo)	110	*	*	1
Pierna de carnero	225	18	17	*
Pierna de cordero	216	18	16	*
Pierna de ternera	171	18	11	*
Pies de cerdo	342	17	30	1
Pies de ternera	342	17	30	1
Pilchards en salsa de tomate (pescado)	153	17,5	9	0,5
Pil-pil	0	*	*	*
Pil-pil de trigo	317	12	1	65
Pimentón	0	*	*	*
Pimienta	0	*	*	*
Pimienta molida	0	*	*	*
Pimiento morrón	22	1,1	0,3	3,5
Pimiento rojo	92	2,5	2,5	15
Pimiento verde	62	2	1,5	10
Pintada	150	23	6,5	*
Piña tropical	51	0,5	*	12
Piña tropical (zumo)	54	*	*	13,5

* No hay datos

TABLA DEL VALOR CALORICO DE LOS ALIMENTOS

Alimentos (100 gramos)	Calorías	Prótidos gramos	Lípidos gramos	Glúcidos gramos
Piña tropical en almíbar	84	0,3	0,3	20
Piñones	670	13	60	20
Pirineos (queso)	355	22,5	29,5	*
Pirulí (caramelo)	380	*	*	95
Pistachos	606	21	52	13,5
– 10 piezas	36	1,2	3,1	0,8
Pisto	60	1,5	3,3	6
Pithiviers (queso de Orléans)	404	6	28	32
Pizzas (de promedio)	212	5	12	21
– 1 pieza de 140 gramos	300	7	17	29,5
Plátano	84	1	0,4	19
– 1 pieza	84	1	0,4	19
Plátano americano	126	1,5	*	30
Plátano desecado	290	4	1	66
Platija (pescado)	94	19	2	*
Pleurotos (setas)	26	2,5	0,5	3
Polen	325	30	5	40
Polenta	355	12,5	1	74
Pollita cebada	115	25	1,5	*
Pollo	150	21	5-10	*
Pollo de perdiz	115	25	1,5	*

* No hay datos

TABLA DEL VALOR CALORICO DE LOS ALIMENTOS

Alimentos (100 gramos)	Calorias	Prótidos gramos	Lípidos gramos	Glúcidos gramos
Polluelo	124	22	4	*
Polvorones	488	7,5	20	69,5
Pomelo	42	0,5	*	10
– 1 pieza	142	1,5	*	34
Pomelo (zumo)	36	*	*	9
Ponches	180	*	*	16
Pop-corn (palomitas de maíz)	390	11	5	76
Port-salut (queso de vaca)	362	24	29	2
Pouligny-Saint-Pierre (queso de la "Berry")	345	22,5	28,3	*
Pretre o athérine (pescado)	85	18	1,5	*
Provolone	390	35	26	4
Pudding o budín	360	13	11	52
Puerro	32	1,5	0,2	6
Pulpetas de ternera	334	12,5	27,5	9
– 1 pulpeta	421	15,5	35	11
Pulpo	61	11	1	2
Puré de castañas	211	4	3	42
Puré de coliflor	77	2,5	4,6	6,5
Puré de guisantes	58	7,2	0,7	5,5
Puré de judías verdes	29	2,3	0,2	4,4

* No hay datos

Alimentos (100 gramos)	Calorias	Prótidos gramos	Lípidos gramos	Glúcidos gramos
Puré de nabo	32	1,7	0,1	6
Puré de patatas	88	2,5	2,4	14
Puré de zanahoria	42	2,8	0,6	6,2
"Quatre-quarts" (bizcocho)	400	5,5	14	63
Quesito de leche de cabra	312	20	24	4
Queso blanco:				
– al 0% materia grasa	50	8,5	*	3,8
– al 0% materia grasa con frutas	80	8	*	12
– al 10% materia grasa	60	8,3	1,5	3,4
– al 20% materia grasa	79	8,5	3,4	3,6
– al 30% materia grasa	100	8	6	3,5
– al 40% materia grasa	116	8	8	3
Queso blando de Normandía	300	21	24	*
Queso de cabra	344	19,5	29,5	*
Queso de cabra seco	466	27,5	39,5	*
Queso de cabra semiseco	326	18,5	28	*
Queso de cabra tierno	206	11	17,5	1,3
Queso de cerdo	201	16	15	0,5
Queso fermentado	200-400	11-33	11-34	1-15
Queso fundido 25% materia grasa	156	16	9	3

* No hay datos

TABLA DEL VALOR CALORICO DE LOS ALIMENTOS

Alimentos (100 gramos)	Calorias	Prótidos gramos	Lípidos gramos	Glúcidos gramos
Queso fundido 45% materia grasa	**284**	16	23	3
Queso fundido 65% materia grasa	**346**	12,5	32	2
Queso rallado	**385**	12,5	4,6	73
"Quiche lorraine"	**310**	8,9	19	25,6
Rábano	**18**	1	0,2	3
Rábano silvestre	**62**	4,5	*	11
Rabillo de cadera de buey	**148**	28	4	*
Rabillo de cadera de ternera	**171**	18	11	*
Rabo de buey	**148**	28	4	*
Rabo de ternera	**175**	19	11	*
Raclette (queso para)	**358**	25,5	28,3	*
Ramilletes de hierbas	**98**	21	1,5	*
Rana (ancas de)	**69**	16,5	0,3	*
Rape	**79**	18	1	*
Rascón (polla de agua)	**115**	25	1,5	0,5
Raviolis con salsa de tomate	**123**	5,3	5,5	13
Raya (pescado)	**89**	20	1	*
Reblochon (queso de Sabaya)	**310**	20	25,5	*
Redondo de ave	**265**	14	21	5
Redondo de codillo de buey	**240**	28,5	14	*

* No hay datos

Alimentos (100 gramos)	Calorías	Prótidos gramos	Lípidos gramos	Glúcidos gramos
Regaliz (barra de)	380	1	*	94
Religiosa (1) (pastelillo de crema)	338	9,5	18	34,5
Remolacha forrajera	47	1,8	*	10
Remolacha roja	40	1,6	*	8
Reno	120	20	4	1
Repollo	22	1,5	0,2	3,5
Requesón	142	9	10	4
Requesón salado	192	15,5	13,4	2,5
Rescaza (pescado)	98	20	2	*
Ricard	252	*	*	*
Rigotte (queso de Lyon)	228	18	16	3
Riñones de buey	125	15	7	*
Riñones de carnero	105	17	3,5	1
Riñones de cerdo	90	16,3	2,7	*
Riñones de cordero	87	15	3	*
Riñones de ternera	123	17	6	*
Róbalo o lubina	90	20	1,2	*
Rodaballo (pescado)	89	16,5	2,5	*
Rollot (queso de la Somme)	338	20,5	28,5	*
Romero	0	*	*	*
Ron	250	*	*	*

* No hay datos

TABLA DEL VALOR CALORICO DE LOS ALIMENTOS

Alimentos (100 gramos)	Calorias	Prótidos gramos	Lípidos gramos	Glúcidos gramos
Roquefort	**370**	18,5	33	*
Rosbif	**148**	28	4	*
Roscón	**214**	23	13,5	*
Rosquillas	**105**	2	5	13
Rosquillas (de pasta de lionesas con almendras)	**245**	6,5	11	30
Rotengle (pescado de río)	**112**	19	4	*
Rouy (queso)	**332**	23,5	26,5	*
Rovellones	**26**	2,5	0,5	3
Rubio (pescado)	**95**	17	3	*
Ruibarbo	**18**	0,5	*	4
Rúsulas (setas)	**26**	2,5	0,5	3
Sábalo (pescado)	**161**	20	19	*
Sacarina	**0**	*	*	*
Sacarosa	**400**	*	*	100
Saint-Florentin (queso de la Bourgogne)	**312**	21	24	3
Saint-Honoré (pastel con nata)	**394**	4	18	54
Saint-Jacques (vieira)	**74**	15	0,5	3,5
Saint-Marcellin (queso de Dauphiné)	**328**	19	28	*

* No hay datos

TABLA DEL VALOR CALORICO DE LOS ALIMENTOS

Alimentos (100 gramos)	Calorias	Prótidos gramos	Lípidos gramos	Glúcidos gramos
Sainte-Maure (queso)	347	21,5	29	*
Saint-Nectaire (queso)	344	23	28	*
Saint-Paulin (queso de Bretagne)	303	24	23	*
Salami	410	24	35	*
Salami danés	505	14	49	2
Salchicha picante	300	16	26	0,5
Salchichas	304	12	28	1
– carne de salchicha	324	13	30	0,5
– ahumadas	343	15	31	1
– aplastadas	324	13	30	0,5
– de carne	324	13	30	0,5
– cortas	328	14	30	0,5
– de Estrasburgo	310	13	28	1,5
– de Frankfurt	310	13	28	1,5
– longaniza seca	467	26	39	3
– de Montbéliard	337	14	31	0,5
– de Morteau	321	14	29	1
– picantes de Merguez	300	16	26	0,5
– del país	304	12	28	1
– de Toulouse	328	14	30	0,5
Salchichón	401	24	33	2

* No hay datos

TABLA DEL VALOR CALORICO DE LOS ALIMENTOS

Alimentos (100 gramos)	Calorias	Prótidos gramos	Lípidos gramos	Glúcidos gramos
Saliotos (setas)	26	2,5	0,5	3
Salmón	175	19	11	*
Salmón ahumado	260	25	18	*
Salmón joven (esguín)	175	19	11	*
Salmoncillo	106	24	1	*
Salmonete	148	19	8	*
Salsas:				
– alioli	710	1,3	78	0,7
– americana ligera	432	0,7	41,5	14
– bearnesa	549	1,5	59	3
– bearnesa ligera	419	0,8	41,4	10,8
– bechamel	130	3,4	8,8	9,3
– borgoñona ligera	403	0,8	38,2	14
– blanca	148	4,5	9,5	11
– holandesa	309	2,5	31	5
– mayonesa	710	1,3	78	0,7
– mayonesa ligera	414	1	39,1	14,5
– de soja	66	8,5	*	8
– tártara	580	2,3	63	0,7
– tártara ligera	395	0,9	39	10
– tomate	77	1,7	4,6	7,2

* No hay datos

TABLA DEL VALOR CALORICO DE LOS ALIMENTOS

Alimentos (100 gramos)	Calorias	Prótidos gramos	Lípidos gramos	Glúcidos gramos
– vinagreta	658	0,1	73	0,2
– vinagreta ligera	323	0,3	34,3	3,3
Salsifí	52	2,5	0,5	9,5
Salvado (pan de)	257	13	5	40
Salvia	0	*	*	*
Sandía	30	0,4	*	7
Sardinas	125	20	5	*
Sardinas en aceite	233	20	17	*
– 1 sardina	70	6	5,1	*
Sardinas en salsa de tomate	199	20	13	0,5
– 1 sardina	60	6	3,9	0,1
Sargo (pescado)	77	17	1	*
Sarraceno o trigo negro	304	10,5	2	61
Sarraceno (harina)	323	10,5	2,3	65
Scampi (langostino)	90	17	2	*
Schiedam (alcohol)	280	*	*	*
Schnaps	280	*	*	*
Schweppes	40	*	*	10
Sémolas cocidas	110	3,5	0,2	23,5
Sémolas crudas	355	12,5	1	74
Sepia	85	16	1,5	2

* No hay datos

TABLA DEL VALOR CALORICO DE LOS ALIMENTOS

Alimentos (100 gramos)	Calorias	Prótidos gramos	Lípidos gramos	Glúcidos gramos
Sésamo (aceite)	**900**	*	99,9	*
Sesos de buey	**130**	10	9	2
Sesos de carnero	**120**	10	8,5	1
Sesos de cerdo	**126**	10,5	9	0,7
Sesos de cordero	**124**	10,5	8,6	1
Sesos de ternera	**120**	10,5	8,6	*
Setas	**26**	2,5	0,5	3
Sidra dulce	**40**	*	*	5
Sidra seca	**40**	*	*	2,5
Sidra de peras	**50-70**	*	*	1-10
Siluro	**250**	17	20	*
Sodas	**44**	*	*	11
Soja (germen)	**45**	4	2,3	2
Soja (harina)	**417**	37	21	20
Soja (grano seco)	**458**	35	18	39
Soja (aceite)	**900**	*	99,9	*
Soja (salsa)	**66**	8,5	*	8
Solomillo de buey	**257**	17	21	*
Solomillo de cerdo	**302**	17	26	*
Sopas (250 ml):				
– de basilisco	**102**	2,8	1,7	18,8

* No hay datos

TABLA DEL VALOR CALORICO DE LOS ALIMENTOS

Alimentos (100 gramos)	Calorias	Prótidos gramos	Lípidos gramos	Glúcidos gramos
– de berros	58	1,7	1,8	8,6
– "bisque" de bogavante	86	2,5	4	10
– "bisque" de cigalas	99	3,5	5	10
– caldo de buey	64	5	1,5	7,5
– caldo de verduras	45	1 ,2	*	10
– caldo de pollo	54	2,5	0,5	10
– de cebolla	140	6,2	10	6,2
– crema de espárragos	97	3,2	4	12
– crema de champiñones	113	1,6	6,7	11,4
– crema ligera de espárragos	74	1,5	2	12,5
– crema ligera de champiñones	62	1,5	4	5
– crema ligera de verduras	61	1	1	12
– crema ligera de tomates	55	1	3	6
– de lentejas	217	10	7,5	27,5
– minestrone	96	2,9	1,5	16,7
– de pescados	105	6	5	9
– pollo con fideos	87	5	2,5	11,2
– puerros-patatas	70	1	2	12
– tomate con fideos	57	1,6	1	10,3
– de verduras	97	2,5	2,5	16,2
Sorbetes con alcohol	**180**	0,2	*	34

* No hay datos

Alimentos (100 gramos)	Calorias	Prótidos gramos	Lípidos gramos	Glúcidos gramos
Sorbetes de frutas	110	0,5	0,5	25,5
Sorgo (grano)	339	10	3,5	70
"Soufflé" de queso	256	11,5	19	9,5
Sprat (especie de arenque)	160	20	9	*
Stilton (queso)	400	24	33	2
Suero de leche	24	0,7	0,2	4,8
Surimi (pasta de pescado)	72	11	0,4	6
Suze (aperitivo)	110	*	*	1
Tabasco	0	*	*	*
Taboulé (ensalada magrebí)	142	4	5,5	19
Tafia (aguardiente de caña)	240	*	*	*
Tallarines cocidos	110	3,5	0,2	23,5
Tallarines crudos	355	12,5	1	74
Tallos de bambú	35	2,3	0,2	6
Tamarindo	107	3,5	1	21
Tapioca	384	0,5	0,2	95
Tarama (paté de huevas)	388	5,5	38,6	4,7
Taro del Camerún	118	1,8	0,3	27
Taro de Toga	195	2,5	0,5	45
Tarta de crema	297	6	17	30

* No hay datos

TABLA DEL VALOR CALORICO DE LOS ALIMENTOS

Alimentos (100 gramos)	Calorias	Prótidos gramos	Lípidos gramos	Glúcidos gramos
Tarta de manzana	**300**	2	19	31
Tarta de verduras	**255**	8	15	21
Té sin azúcar	**0**	*	*	*
Tenca (pescado)	**77**	18	0,5	*
Tequila	**250**	*	*	*
Ternera:				
– asado	**238**	29	13,5	*
– brazuelo	**171**	18	11	*
– cabeza de ternera	**210**	25	12	*
– corazón	**127**	15	7	1
– costillas	**112**	21	3,1	*
– culata	**171**	18	11	*
– escalopa	**151**	31	3	*
– filete	**107**	21	2,5	*
– hígado	**135**	20	5	2,4
– jarrete	**183**	19	12	*
– lengua	**121**	18	5	1
– lomo	**171**	18	11	*
– mollejas	**116**	20	4	*
– paletilla	**139**	19	7	*
– pecho	**136**	19,5	6,5	*

* No hay datos

Alimentos (100 gramos)	Calorias	Prótidos gramos	Lípidos gramos	Glúcidos gramos
– pescuezo	160	19	9	*
– pierna	171	18	11	*
– pies	**342**	17	30	1
– rabo	175	19	11	*
– rabillo de cadera	171	18	11	*
– riñones	123	17	6	*
– sesos	120	10,5	8,6	*
– ternilla	240	28,5	14	*
– carne (de promedio)	175	19	11	*
Terrina casera	**333**	15	29	3
Terrina de conejo	**274**	17	22	2
Terrina de corzo	**293**	13	25	4
Terrina de legumbres	**212**	9	18	3,5
Terrina de liebre	**279**	16	23	2
Terrina de pato	**335**	14	29	4,5
Terrina de pescados	**302**	11	26	6
Teta de becerra	**148**	10	12	*
Tetragonio (tipo de espinaca)	**25**	2	*	3
Tiburón	**106**	24	1	*
Tila (infusión)	**0**	*	*	*
Tímalo (pescado)	**200**	20	14	*

* No hay datos

TABLA DEL VALOR CALORICO DE LOS ALIMENTOS

Alimentos (100 gramos)	Calorias	Prótidos gramos	Lípidos gramos	Glúcidos gramos
Tisanas	0	*	*	*
Tocino	670	10	70	*
Tocino magro fresco	278	15	24	0,5
Tocino salado	330	15	30	*
Tomate (zumo)	20	1	0,2	3,2
Tomate (salsa)	77	1,7	4,6	7,2
Tomate (concentrado)	90	3,5	0,5	18
Tomate-ketchup	105	0,9	0,1	25
Tomate-ketchup ligero	78	1	0,1	18,2
Tomates rellenos	190	8	15	6
Tomillo	0	*	*	*
Tomme (queso de Saboya)	322	22	26	*
Tónicas	32-40	*	*	8-10
Tonimalt (chocolate en polvo)	358	13	2	72
Tordo	120	22	3,5	*
Tostadas	407	10	7	76
– 1 pieza	36	0,9	0,6	6,8
Tostadas de gluten	406	20	6	68
"Tournedos" de buey	180	20	11	*
Trigla (pescado)	95	17	3	*
Trigo (germen)	330	26	10	34

* No hay datos

TABLA DEL VALOR CALORICO DE LOS ALIMENTOS

Alimentos (100 gramos)	Calorias	Prótidos gramos	Lípidos gramos	Glúcidos gramos
Trigo (granos)	342	13	2,5	67
Trigo (harina)	363	10	1	78,5
Trigo inflado	385	14,5	1,3	79
Trigo inflado azucarado	400	8	2	87,5
Trigo sarraceno	304	10,5	2	61
Triple-crema 75% materia grasa	396	9	40	*
Trompetas de la muerte (setas)	26	2,5	0,5	3
Trucha ahumada	208	25	12	*
Trucha asalmonada	99	18	3	*
Trucha de piscifactoría	151	22	7	*
Trucha salvaje	99	18	3	*
Trufas (setas)	92	9	0,5	13
Trufas de chocolate	577	3	45	40
Tuétano	605	4	65	1
Turrón	428	6	16	65
Urogallo	106	22	2	*
Uvas	70	0,6	0,7	15,5
Uvas pasas	280	2,5	0,5	66,5
Uva (zumo)	68	*	*	17

* No hay datos

TABLA DEL VALOR CALORICO DE LOS ALIMENTOS

Alimentos (100 gramos)	Calorias	Prótidos gramos	Lípidos gramos	Glúcidos gramos
Vacherin (queso)	330	17,5	29	*
Vacherin (pastel de nata)	394	4	18	54
Vainilla	0	*	*	*
Vegetalina	900	*	99,9	*
Venus (marisco)	53	11	1	*
Verbena (licor)	320	*	*	20
Verbena (tisana)	0	*	*	*
Verdolaga (hoja)	15	2	0,3	1
Vermut	160	*	*	10
Vernis (marisco)	82	10	2	6
Vieiras	74	15	0,5	3,5
Vinagre	25	0,4	*	0,6
Vinagreta	658	0,1	73	0,2
Vinagreta ligera	323	0,3	34,3	3,3
Vino blanco de 10°	64	*	*	2
Vino dulce natural	160	*	*	4-11
Vino de nuez	57	*	*	0,2
Vino espumoso	78	*	*	2,5
Vino tinto de 10°	56	*	*	*
Vino tinto de 11°	62	*	*	*
Vino tinto de 12°	67	*	*	*

* No hay datos

TABLA DEL VALOR CALORICO DE LOS ALIMENTOS

Alimentos (100 gramos)	Calorias	Prótidos gramos	Lípidos gramos	Glúcidos gramos
– 1 vaso	70-80	*	*	*
Violeto o peladillo	95	15	2	*
Voandzeïa (voandzou)	366	18	6	60
Vodka	250	*	*	*
Volatería	125-280	18-29	4-18	*
Volován relleno de mollejas				
de ternera	261	7	17	20
– 1 volován	464	12,5	30	36
Whisky	250	*	*	*
Yema de huevo	360	16	33	*
– 1 yema	60	2,5	5,5	*
Yogur (1 tarro = 125 g):				
– 1 yogur con aromas	106	6,2	1,2	17,5
– 1 yogur cremoso	84	4,5	4,4	6,5
– 1 yogur desnatado	50	5,5	0,4	6
– 1 yogur desnatado azucarado	84	5,1	0,4	15
– 1 yogur con frutas	130	5,2	2,6	21
– 1 yogur de leche entera	80	5,2	4,3	5
– 1 yogur natural	60	5,5	1,5	6

* No hay datos

TABLA DEL VALOR CALORICO DE LOS ALIMENTOS

Alimentos (100 gramos)	Calorias	Prótidos gramos	Lípidos gramos	Glúcidos gramos
Yuyuba	135	1	*	32
Zanahoria	36	1	0,3	7,2
Zanahoria (zumo)	24	*	*	6
Zapote	70	0,5	0,8	16
Zumo de tomate	20	1	0,2	3,2
Zumo de zanahoria	24	*	*	6
Zumos de frutas:				
– de albaricoque	60	*	*	15
– de ciruela	68	*	*	17
– de ciruela pasa	76	0,3	0,1	18
– de frambuesa	44	*	*	11
– de grosella	20	*	*	5
– de limón	28	*	*	7
– de manzana	46	*	*	11,5
– de melocotón	52	*	*	13
– de naranja	42	*	*	10,5
– de pera	60	*	*	15
– de piña tropical	54	*	*	13,5
– de pomelo	36	*	*	9
– de uva	68	*	*	17

* No hay datos